EUTONIE
natürliche Spannkraft

Sich selbst,
andere und die
Umgebung bewußt
wahrnehmen,
natürliches
Verbundensein
erfahren –
glücklicher leben.

Das GU Übungsbuch.

Pater Ulrich Brand

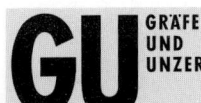

GRÄFE
UND
UNZER

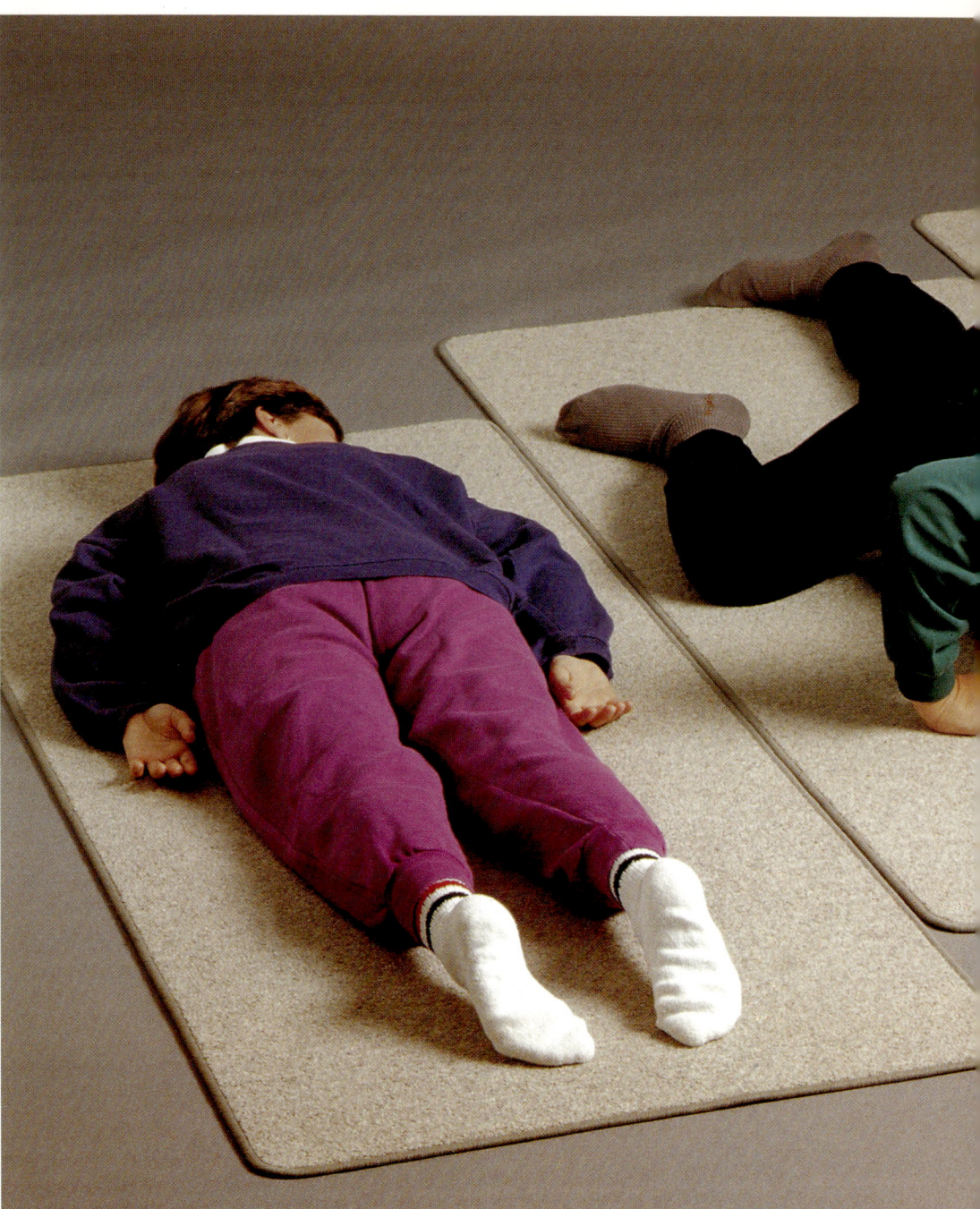

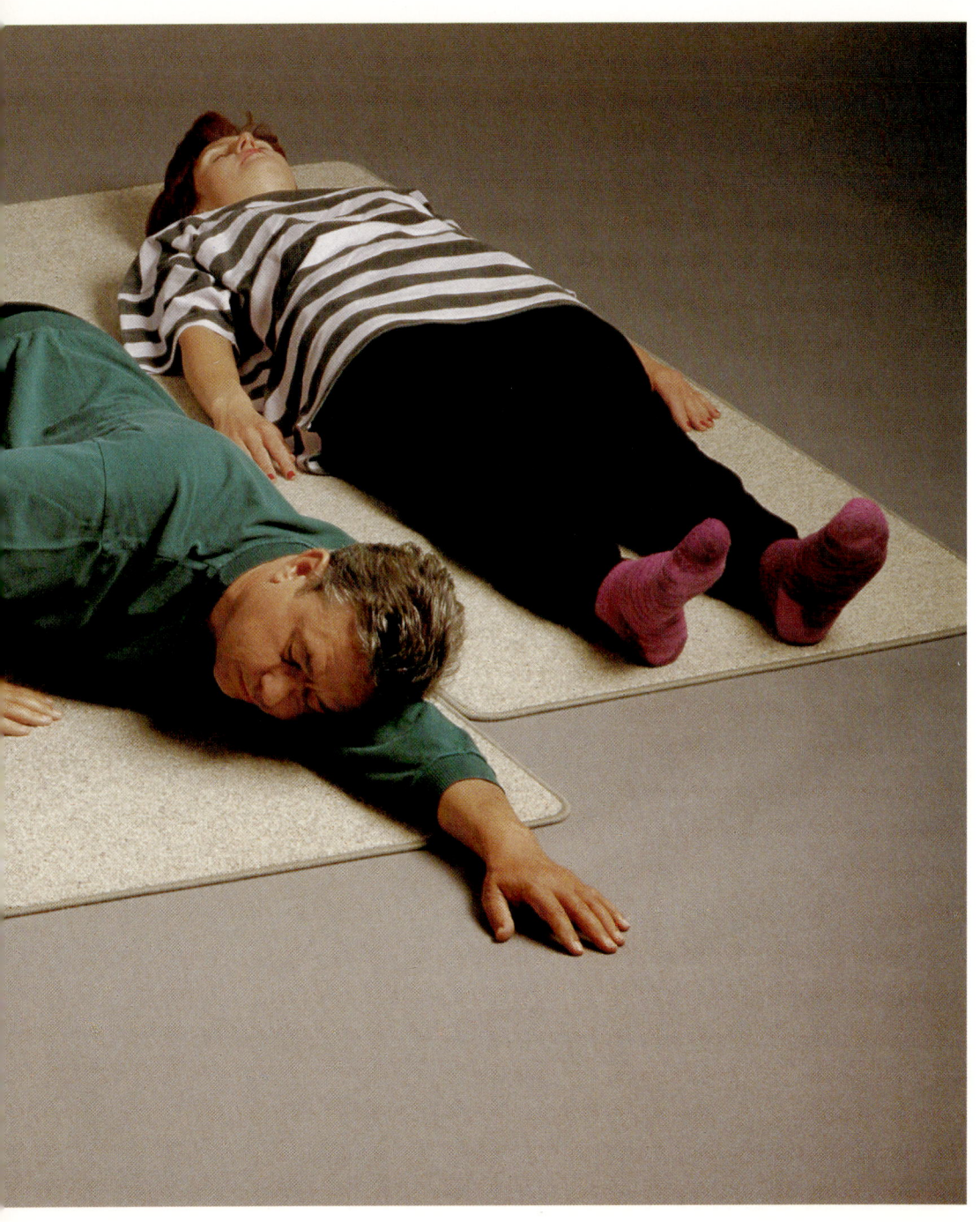

Wichtiger Hinweis

Eutonie bezeichnet den Zustand der Wohlspannung unseres Organismus, zugleich eine Übungsmethode, diesen Zustand zu erreichen.

In diesem Buch sind einfache Übungen beschrieben, die es Menschen jeden Alters ermöglichen, Eutonie zu erleben.

Jeder Leser ist aufgefordert, in eigener Verantwortung zu entscheiden, ob und inwieweit die Übungen einen Beitrag dazu leisten können, sein Wohlbefinden im Alltag zu erhalten und zu steigern.

Pater Ulrich Brand

Studium der Theologie und Philosophie, Mitglied des Franziskanerordens; leitet seit Jahren Eutonie- und Musik-Meditations-Kurse im Meditationshaus in Dietfurt.

Umschlagfotos

Vordere Umschlagseite und Seite 78/79: Den Boden durch einen Stock hindurch spüren (→ Seite 33); vordere und hintere Umschlaginnenseite: Sich mit dem Arm nach einem Ziel ausstrecken (→ Seite 49); Seite 2: Bauchlage (→ Seite 16); Seite 2/3: Seitenlage (→ Seite 15); Seite 3: Rückenlage (→ Seite 15); hintere Umschlagseite oben: Ball zwischen den Händen rollen (→ Seite 46); hintere Umschlagseite unten: Übungsmaterialien (→ Seite 12).

Redaktion: Doris Schimmelpfennig-Funke
Lektorat: Michael Kurth
Fotos: Christophe Schneider
Layout: Ludwig Kaiser
Umschlaggestaltung: Heinz Kraxenberger, Ludwig Kaiser
Herstellung: Felicitas Holdau
Reproduktion: Gebr. Czech & Partner
Druck: Eberl GmbH
Bindung: Franz Kraus Druckverarbeitung

ISBN 3-7742-1395-X

Auflage	6.	5.	4.	
Jahr	98	97	96	95

Inhalt

Ein Wort zuvor

Als ich die Eutonie kennenlernte, war ich Leiter eines Internats. Ich konnte damals einen Kursleiter engagieren, der uns, die Erzieher und Schüler, zwei Wochen lang unterrichtete. Kurz nach Ende des Kurses kam ein Mathematiklehrer auf mich zu und fragte mich: »Was haben Sie mit Ihrer neunten Klasse angestellt?« Ich erwiderte: »Ist etwas Schlimmes passiert?« »Nein«, sagte der Mathematiklehrer, »im Gegenteil, die Buben stehen ganz anders da, sind aufmerksamer und höflicher. Und in der Schularbeit von gestern haben sich die Schüler ohne Ausnahme um eine Note verbessert.«

Was dieser Lehrer über die Aufmerksamkeit und Höflichkeit der Schüler berichtete, war mir im Internat auch schon aufgefallen: Die Schüler gingen besser miteinander um; sie konnten sachlich miteinander diskutieren und zu einer Lösung kommen, wo sie sonst nur fruchtlos gestritten hätten; der Umgangston hatte sich verbessert.

Damals wußte ich noch nicht viel über Eutonie. So konnte ich nur sagen: »Wir haben nichts unternommen, wovon diese Veränderung herrühren könnte. Vielleicht kommt das alles vom Eutoniekurs.«

Vor allem wunderte mich die Verbesserung der Noten. Ich hatte nämlich die Übungsstunden in die Studierzeit gelegt, so daß die Schüler zwei Wochen lang täglich eine Stunde weniger Unterricht hatten. Offensichtlich waren die Konzentration und die geistige Energie so verbessert worden, daß die Schüler in weniger Zeit viel mehr erreichen konnten.

Eutonie gibt Kraftzuwachs

Heute weiß ich, daß meine Vermutung, die ich dem Mathematiklehrer mitteilte, zutraf. Eutonie gibt Kraftzuwachs, verbessert die Konzentration, macht zugleich selbstbewußt und umgänglicher den Mitmenschen gegenüber.

Mit diesem Buch möchte ich Sie dazu einladen, selbst einen Kurs der Eutonie mitzumachen. Mit Hilfe der Erläuterungen und der Übungen können Sie erfahren, worum es in der Eutonie geht: Sie werden lernen, jede Handlung Ihres Alltags auf eine »eutone« Weise auszuführen, so daß Sie jeder Situation mit der ihr angemessenen Spannung oder Spannkraft begegnen können. So werden Sie schließlich all die positiven »Ergebnisse« der Eutonie, wie ich sie an meinen Schülern und an mir feststellen konnte, auch an sich erleben können.

Was ist Eutonie?

Das Wort »Eutonie« bedeutet in seiner Übersetzung (griechisch *eu* = gut, wohltuend, harmonisch und *tonos* = Spannung) zunächst einmal nur »gute Spannung«. Aber was ist damit gemeint?

Natürliche Spannkraft

Ohne diese Kraft können wir nicht leben

Alles, was uns umgibt, übt einen bestimmten Einfluß auf uns aus, und ununterbrochen sind wir aufgerufen zu handeln, auszugleichen, uns anzupassen, Widerstand zu leisten, stillzuhalten, uns zu bewegen. Auch wenn wir in Ruhe sind, schlafen oder uns entspannen, sind wir weiterhin »aktiv«: Unser Herz pumpt ohne Unterlaß Blut durch unsere Adern; unser Gehirn verarbeitet Erfahrungen, Erlebnisse, Eindrücke; unsere Atmung versorgt unseren Organismus ständig mit Sauerstoff. Für alles dies brauchen wir Kraft, eine bestimmte Spannung, ohne die wir nicht leben könnten – wir könnten nicht atmen, nicht verdauen, das Herz könnte nicht mehr schlagen, wir könnten keinen Finger rühren. Spannung an sich ist also gut und nützlich. Nur ein Zuviel oder ein Zuwenig an Spannung führt zu Störungen unseres Befindens. Sind wir zu stark angespannt, kommen wir nicht mehr zur Ruhe, sind hektisch, nervös, schmerzhaft verspannt. Haben wir zu wenig Spannung, sind wir lustlos und müssen uns zu jeder Bewegung überwinden. Beides, Überspanntheit und Schlaffheit, ist Fehlspannung oder Verspannung.

Eutonie ist Spannungsanpassung

Das »richtige Maß« der Spannung

Für jede Handlung unseres Lebens brauchen wir eine bestimmte Spannkraft, wobei es immer darauf ankommt, das »richtige Maß« zwischen Entspannung und Anspannung zu finden.
Eutonie kann als ein dynamisches Gleichgewicht zwischen Spannung und Anforderung beschrieben werden, das sich jeden Augenblick ändern kann. So ist der eutone Mensch weder verkrampft noch schlaff, aber auch nicht gewissermaßen in einer festen Mittellage zwischen

Entspannung und Anspannung. Von einem Augenblick zum anderen kann er seine Spannung zielsicher der jeweiligen Anforderung anpassen. Wenn er einen schweren Schrank wegschieben muß, entwickelt er viel Energie und packt kraftvoll zu. Nimmt er hingegen die kostbaren Gläser heraus, faßt er sie zart und einfühlsam an. Der verspannte Mensch kann dies nicht. Ein Kennzeichen von Verspannung ist es, daß der verspannte Mensch ohne Rücksicht auf die Umstände handelt. Vielleicht hat er einmal gelernt, daß er einen kräftigen Händedruck haben sollte. Er drückt deshalb die Hand eines jeden Mitmenschen, ob er einen Berufsboxer oder einen Gichtkranken begrüßt, gleich kräftig zusammen. Ein anderer reicht die Hand stets auf die gleiche schlaffe Weise. Der eutone Mensch hingegen weiß zu unterscheiden – er spürt, was die Situation von ihm verlangt, und wird jeden so begrüßen, daß dieser sich geachtet und angenommen fühlt. Er weiß, das jeweils angemessene Maß von Spannung zu finden und einzusetzen.

Der Situation angemessen

Das einfache Beispiel des Händedrucks zeigt, daß das jeweils richtige Maß der Spannung nur im einfühlsamen Kontakt mit der Umwelt gefunden werden kann. Ohne Kontaktfähigkeit gibt es keine Eutonie; so kann auch ein Mensch, der sich abgekapselt hat, niemals in Eutonie sein. Ein Mensch, der sich in Eutonie befindet, weiß dies nur wie nebenbei. Er sorgt sich nicht darum, ob er verspannt oder schlaff ist, er kümmert sich kaum um sein Befinden. Er fühlt sich wohl und fragt nicht warum – wie jemand, der einen guten Magen hat, keinen Grund sieht, besonders auf ihn zu achten.

Eutonie als Übungsweg

Eutonie bezeichnet also den Zustand der Wohlspannung unseres Organismus, zugleich eine Art und Weise, das Leben so zu gestalten, daß Leib und Seele, wir und die Umwelt in Einklang sind.

Im Einklang mit der Umwelt

Eutonie bezeichnet aber auch einen Übungsweg oder eine Methode, diesen Zustand zu erreichen.

Im Unterschied zu anderen Übungs-Methoden lernt der Übende in der Eutonie Handlungsprinzipien, die unmittelbar im Alltag angewendet werden – falls das Üben einen Sinn haben soll. Im Yoga zum Beispiel ist es anders. Wenn jemand Yoga übt, lernt er »die Kerze«, »den Kopfstand«, »den Pflug«. Diese Stellungen lösen im Blutkreislauf, im Nervensystem und in den Hormondrüsen bestimmte heilsame Reaktionen aus. Der Übende wird gesünder, dadurch verändert sich auch sein Leben. Aber niemand würde auf die Idee kommen, im »Kopfstand« eine Rede zu halten oder in der Haltung des »Pflugs« in der Straßenbahn zu fahren. Übungsmethode und Alltag sind im Yoga voneinander getrennt – im Gegensatz zur Eutonie. Dort sind Übung und Alltag ineinander verwoben; das heißt, daß jede alltägliche Handlung, Tätigkeit oder Geste – tasten, halten, fühlen, heben, schieben, Kontakt aufnehmen, gehen, stehen, bücken – zu einer eutonischen Übung werden kann. Es ist das erklärte Ziel der Eutonie, mit der Zeit alle »Übungen« durch das alltägliche Handeln zu ersetzen. Der Übende lernt, es anders zu tun als gewöhnlich, so daß er sich dabei nicht verspannt und übermäßige Kraft verbraucht, sondern Spannungen abbaut und sich sogar erholt.

Üben im Alltag

Die Handlungsprinzipien der Eutonie

In der Eutonie werden also Handlungsprinzipien gelehrt, von deren Verwirklichung es abhängt, ob das Verhalten des Übenden zu Verspannungen oder zu Spannungsausgleich führt.

Die wichtigsten Prinzipien

Das erste Prinzip heißt: Spüren des eigenen Körpers, dadurch Verbesserung des Körpergefühls. Dieses Prinzip muß am Anfang allen Übens stehen, denn ohne ein zuverlässiges Körpergefühl können wir nicht wissen, was wir tun und auf welche Weise wir es tun.

Das zweite Handlungsprinzip lautet: Kontakt-Aufnahme zu allem, womit wir es zu tun haben. Dieser Kontakt entsteht, wenn wir aufmerksam und hingebungsvoll bei der Sache sind und über uns hinausfühlen. Dadurch werden in unserem Organismus Prozesse ausgelöst, die zu Spannungsausgleich führen.

Ein weiteres wichtiges Prinzip ist das Strecken gegen Widerstand. Dabei geht es um das Kennenlernen, Auslösen und Zulassen all jener Muskelreflexe, die wir brauchen, um uns gegen die Anziehungskraft der Erde zu behaupten.

Im Übungsteil (→ Seite 15) werde ich jedem Prinzip ein Kapitel widmen, das jeweils mit einer ausführlichen Erklärung von Sinn und Zweck der Übungen beginnen wird. Diese Vorbemerkungen halte ich für sehr wichtig, weil sie Ihnen helfen können, sich von den Übungsanleitungen unabhängig zu machen und eigene Übungen zu erfinden, vor allem aber auch Handlungen des Alltags zur Übung zu machen.

Ein Beispiel Rückenschmerzen zum Beispiel entstehen oft durch eine schlechte Sitzhaltung. Wer den Schmerz wirklich loswerden will, müßte deshalb lernen, anders zu sitzen. Da es in der Eutonie Übungen gibt, um die Rückenmuskeln zu entspannen und zuweilen auch schmerzfrei zu machen, erspart sich mancher die Mühe, das Prinzip des richtigen Sitzens zu lernen. Stattdessen macht er am Abend die entsprechende Übung, verschafft sich dadurch Erleichterung, achtet aber nicht auf den Sinn der Übung. Er benützt sie nicht zum Lernen, sondern als »Droge«.

Wichtig ist also allein dies: Die Handlungsprinzipien so lange anzuwenden, bis sie »in Fleisch und Blut« übergegangen sind und wie selbstverständlich auf alles Handeln übertragen werden.

Wissenswertes für die Praxis

Die innere Einstellung

Zunächst ist es wichtig, daß Sie beim Üben vom Denken auf das Fühlen und Wahrnehmen »umschalten«. Eutonie läßt sich nicht auf direktem Wege anstreben, da sie sich jeder Reflexion, jedem Nachdenken entzieht. Wenn Sie sich zum Beispiel sagen: »Jetzt bin ich in einem eutonen Zustand«, verbauen Sie sich die Möglichkeit, tatsächlich einen solchen zu erfahren. Zur Eutonie kommen Sie nicht, indem Sie ständig auf sich selbst achten und sich prüfen, ob Sie nun entspannt oder verkrampft sind. Vielmehr ist es notwendig, daß Sie sich ganz auf die Sache, auf das Üben einstellen und nur tun wollen, was im Augenblick Aufgabe ist. Es gilt, den Dingen nicht Ihren eigenen Willen aufzuzwingen, sondern sich in sie einzufühlen, aufmerksam wahrzunehmen, wie sie beschaffen sind, welche Ansprüche sie an Sie stellen – wenn Sie sie im Gleichgewicht halten, sie schieben oder ziehen – und Ihr Tun auf diese Ansprüche abzustimmen. Denn je inniger Sie mit Ihrer Aufmerksamkeit bei der Sache sind, desto selbstverständlicher stellt sich Spannungsanpassung ein.

Sich in die Dinge einfühlen

Gutes Üben verlangt eine freundlich beobachtende, absichtslose Geistesgegenwärtigkeit – in Fachkreisen »Präsenz« genannt –, die kommen lassen kann, was von selbst kommen will.

Übungszeit – Übungsdauer

In der Eutonie gibt es keine »günstigste Übungszeit«. Wichtig ist es allein, daß Sie körperlich und geistig so frisch sind, Ihrem Körper Ihre volle Aufmerksamkeit zuwenden zu können. Dazu gehört auch, daß Sie nicht mit vollem Magen üben.

In Ruhe üben

Ebenso gibt es keine vorgeschriebene Übungsdauer; nur sollten Sie ausreichend Zeit haben, um den Übungsvorgang in aller Ruhe durchführen zu können. Je geübter Sie sind, desto kürzer wird die benötigte Übungsdauer werden.

Reihenfolge der Übungen

Nach der Einführung zu Beginn jedes Übungskapitels, in der ich Ihnen das jeweils zur Anwendung kommende Prinzip erläutere, stelle ich Ihnen mehrere Übungsvorschläge vor. Falls ich es nicht eigens erwähne, daß eine Übung auf der vorhergehenden aufbaut, können Sie frei wählen, welche Übung Sie ausführen wollen. So können Sie, wenn Sie eine körperliche Beeinträchtigung wie leichte Verspannungen, Unwohlsein oder morgendliche Steifheit spüren, auswählen, welche Übung Sie dennoch ausführen möchten.

Zuerst ein Körpergefühl entwickeln

Sie müssen auch nicht in der Reihenfolge der Kapitel vorgehen. Eine Einschränkung besteht dabei allerdings: Die Übungen des ersten Kapitels (→ Übungen für das Körpergefühl, Seite 16) sollten Sie unbedingt an den Anfang stellen. Wenn Sie sich mit diesen Übungen vertraut gemacht haben, können Sie unter den übrigen Kapiteln beziehungsweise Übungen beliebig wählen.

Es empfiehlt sich auch, jede »Übungsstunde« mit einer der ersten Übungen des ersten Übungskapitels zu beginnen, damit Sie sich zunächst gut auf Ihren Körper einstimmen.

In vielen Übungen üben Sie nur mit einem Arm oder mit einem Bein, dann mit dem anderen Arm oder Bein: Beginnen Sie immer mit der rechten Seite. Der Grund dafür ist, daß Sie dadurch Ihr Herz schonen. Eine Übung wäre aber nicht nutzlos, wenn Sie einmal mit der linken Seite beginnen.

Das brauchen Sie zum Üben

Materialien

Sie sollten sich vor dem Üben einige Sachen besorgen. Vor allem brauchen Sie Rasen-Tennisbälle, die schon abgespielt sind. Neue Bälle wären zu hart. Auch Gummi- oder Schaumstoff-Bälle von etwa gleicher Größe und Festigkeit können Sie benutzen. Außerdem brauchen Sie Bambusstöcke – etwa 70 Zentimeter lang, 2 Zentimeter dick –, die Sie in Läden für Gärtnereibedarf oder in Baumärkten erhalten. Auch einen Besenstiel können Sie verwenden. Bambusstöcke allerdings sind nicht so hart und aggressiv, wenn Sie darauf liegen. Auch ein dickes Seil ist gut oder eine Kette aus Kastanien. Wenn Sie einmal wissen, was mit diesen Gegenständen erreicht werden soll, werden Sie entdecken, daß alles Mögliche Übungsmaterial sein kann (⟶ hintere Umschlagseite). Viele Übungen werden Sie im Liegen durchführen. Sie können sich dabei entweder auf einen Teppich legen oder auf eine zusammengefaltete Decke. Die Unterlage soll warm, nicht zu hart, aber doch fest sein. Vielleicht brauchen Sie auch ein flaches, festes Kissen, das Sie in der Rückenlage unter den Kopf legen.

Bequeme Kleidung

Die Kleidung soll bequem und ausreichend warm sein. Es darf Sie nichts einschnüren oder drücken, etwa ein harter oder umfangreicher Tascheninhalt wie Geldbörse, Schlüssel, auch Schnallen, Schmuck und Brille sollten Sie ablegen; die Schuhe ausziehen.

Das sollten Sie beachten

Es kann sein, daß Sie nach den ersten Übungen das Gefühl haben, es gehe Ihnen schlechter als vor dem Üben. Vielleicht bekommen Sie leichte Schmerzen an verschiedenen Stellen des Körpers. Solche Schmerzen werden nicht durch die Übungen erzeugt. Sie verschwinden in der Regel auch bald wieder, wenn Ihre verspannten Muskeln sich durch die Übungen lösen und entspannen.

Wenn Sie Schmerzen bekommen

Entstehen länger anhaltende oder starke Schmerzen, sollten Sie zum Arzt gehen. Möglicherweise hat eine Übung eine tiefergehende Störung, die behandelt werden muß, ins Licht der Aufmerksamkeit gerückt. Auch seelische Schmerzen können auftreten. Durch die gesteigerte Aufmerksamkeit auf das Hier und Jetzt können seelische Verstimmungen oder Verletzungen bewußt werden, die Sie bislang vielleicht überspielt oder verdrängt haben.
Schließlich sollten Sie noch bedenken, daß bestimmte Haltungen und Gebärden Ausdruck unserer Persönlichkeit und unseres Selbstgefühls sind, ohne die wir uns wie verloren vorkämen. Deshalb kehren viele Menschen nach einer gelungenen Übung, in der sie eine andere Haltung kennengelernt haben, wieder in ihre frühere Fehlhaltung zurück.

Sie tun weiterhin das Falsche, weil sie sich mit dem Richtigen dumm vorkommen. Sie fürchten, sie könnten für eingebildet und überheblich gelten, wenn sie aufrecht gehen und ihren Kopf gerade halten; oder sie fühlen sich unterwürfig, wenn sie den aufgeblähten Brustkorb senken und in eine natürliche Spannung bringen. In der Regel brauchen sie dann noch einige Zeit, bis ihre Seele dem Körper folgen kann.

Wenn Sie sich nicht wohlfühlen

Wenn Sie also merken, daß Sie sich beim Üben nicht wohlfühlen, ist es besser, für dieses Mal aufzuhören und nach einer Pause, über deren Dauer nur Sie selbst bestimmen können, neu zu beginnen.

Grenzen der Eutonie

Eutonie ist kein Allheilmittel

Ich möchte davor warnen, die Prinzipien des eutonen Verhaltens als Allheilmittel zu betrachten. Fühlen, Tasten, Kontakt-Aufnehmen allein helfen nichts, wenn Sie unter Beschwerden leiden, die von Bewegungsmangel oder einseitiger Belastung herrühren. In diesem Fall brauchen Sie Bewegung, Ausgleichsgymnastik, Kräftigungsübungen für die vernachlässigte Muskulatur.

Auch falsche Diät, Durcheinander-Essen, hastiges Schlingen können zu Verspannungen führen. Wenn die Eingeweide durch solche Unarten erschöpft sind, entwickelt der Körper charakteristische Fehlhaltungen, die ihn vor unangenehmem Druck bewahren sollen. Hier helfen nicht die Prinzipien der Eutonie, sondern eine Änderung der Eßgewohnheiten.

Es wäre unstatthaft, das Streben nach Eutonie auf einige wenige Übungen einzuschränken und alles andere, was zu einer vernünftigen Lebensweise gehört, auszuklammern. Was auch immer dazu beiträgt, unser Körpergefühl und unsere Kontaktfähigkeit zu verbessern, dient der Eutonie. Allerdings wird die Aufmerksamkeit, die wir beim Üben entfalten, uns besser spüren lassen, was uns gut tut und was nicht, so daß wir ein gesünderes Leben führen.

Übungen der Eutonie

Wählen Sie
»Ihre« Übungen

Die Übungen in den nächsten Kapiteln sind nur einige der vielen Möglichkeiten, Eutonie zu üben. Sie können verschiedene Übungen, die aus unterschiedlichen thematischen Bereichen stammen, kombinieren oder nur jeweils eine Übung aus einem bestimmten Kapitel wählen. Haben Sie einmal das Prinzip einer Übung verstanden, können Sie es in vielfältigen Situationen Ihres Alltags anwenden (→ Seite 8).
Lesen Sie bitte, bevor Sie zu üben beginnen, die Anleitungen zu den Übungen durch, um die für Sie geeignete Übung oder eine Kombination von Übungen auszusuchen.

Rücken- und Bauchlage

Wenn Sie im Liegen üben, nehmen Sie entweder die Rückenlage (→ Foto Seite 3), die Bauchlage (→ Foto Seite 2) oder die Seitenlage (→ Foto Seite 2/3) ein.

Bei allen
Übungen gleich

Da die Rückenlage und die Bauchlage bei allen Übungen, die im Liegen ausgeführt werden, gleich sind, werde ich sie an dieser Stelle beschreiben und bei den einzelnen Übungen jeweils auf diese Beschreibung verweisen. Für die Seitenlage gibt es mehrere Ausführungen, die ich bei den entsprechenden Übungen eigens angebe.

Rückenlage

Bitte
beachten Sie

Legen Sie sich am Boden lang ausgestreckt auf den Rücken, die Arme liegen neben dem Körper, die Hände sind ein paar Zentimeter vom Körper entfernt. Sie können die Hände entweder auf den Handrücken oder auf die Handinnenfläche drehen. Wenn Sie Ihre Hände auf die Handinnenflächen legen, empfiehlt es sich, die Arme dabei etwas anzuwinkeln. Die Fersen liegen handbreit bis höchstens hüftbreit auseinander. Lassen Sie die Fußspitzen nicht möglichst weit nach außen fallen, wie dies in manchen Entspannungsbüchern empfohlen wird, sondern nur so weit, wie es angenehm ist. Wenn Ihnen die Lage des Kopfes auf dem Boden unangenehm ist, können Sie ein flaches, festes Kissen darunterschieben – aber bitte unter den Kopf, nicht unter den Nacken.

Bauchlage

Ein Kopfkissen unterlegen

Sie liegen am Boden auf dem Bauch, Ihren Kopf legen Sie auf die rechte oder auf die linke Wange. Wenn Ihnen die Lage des Kopfes zu hart ist, können Sie ein Kissen unterschieben. Die Hände liegen mit den Handrücken nach unten neben dem Körper. Die Füße liegen parallel etwa handbreit voneinander entfernt, die Fußrücken berühren den Boden. Lassen Sie die Fersen leicht nach außen fallen; stellen Sie aber nicht die Zehen auf. Wenn eine Übung länger dauert, werden Sie den Kopf öfter drehen müssen, damit Ihr Nacken nicht steif wird.

Übungen für das Körpergefühl

Ein Gefühl für den Körper zu entwickeln und sein Empfindungsvermögen voll auszuschöpfen, ist eines der wichtigen Ziele der Eutonie.

Das Körpergefühl ist Voraussetzung

Mit Hilfe der Übungen, die ich in diesem Kapitel beschreibe, können Sie Ihren Körper empfinden lernen und ein ausgeprägtes Körpergefühl entwickeln. Ein derartiges Körpergefühl ist auch Voraussetzung für die weiteren eutonischen Übungen der nächsten Kapitel.

Zwei Sinne werden bei den folgenden Übungen von besonderer Bedeutung sein: Der Tastsinn der Haut und der kinästhetische Sinn, der Bewegungssinn also, mit dessen Hilfe wir Veränderungen in unseren Muskeln, Bändern oder Gelenken wahrnehmen.

Der Tastsinn

Unsere Haut ist für das Tasten und Fühlen bestens ausgestattet. In einem Quadratzentimeter Haut befinden sich drei Millionen Zellen und durchschnittlich vier Meter Nervenfäden mit 2000 Fühlzellen, 25 Punkten zur Wahrnehmung von Tastreizen, 200 Schmerzspitzen, zwei »Registrierapparate« für Wärme und 13 für Kälte.

Auskunft über die Oberfläche von Dingen

All dies bildet den Tastsinn unserer Haut, durch den wir detailliert Auskunft erhalten über die Oberfläche von Dingen. Mit diesem Sinn fühlen wir, ob das, was wir berühren, glatt oder rauh, kalt oder warm ist.

Der kinästhetische Sinn

Information über
Bewegung

Das Organ für den kinästhetischen Sinn sitzt in den Muskelfasern, Sehnen und Gelenkkapseln. Dort haben wir unzählige Dehn- und Spannungsfühler (Muskel- und Sehnenspindeln), die jede Veränderung der Muskelspannung, des Tonus also, messen. Durch diese Fühler können wir wissen, ob, wohin und wie schnell sich unsere Gliedmaßen bewegen.

Die Muskel- und Sehnenspindeln senden über das Rückenmark Informationen über Gewichtsverlagerungen, Gefährdung des Gleichgewichts, Bewegungen und Fehlhaltungen zum Gehirn, das die Mitteilungen auswertet und Befehle zu den Spindeln zurückschickt.

Durch sie erfahren wir auch, ob das, was wir berühren, hart oder weich, schwer oder leicht ist. Denn Hartes und Weiches, Schweres und Leichtes setzt den Muskeln verschiedenen Widerstand entgegen, so daß Muskelfasern und Muskelspindeln jeweils anders angespannt werden – zum Beispiel wenn wir weichen Ton oder Holz, ein Säckchen voll Mehl, eine Gänsefeder oder einen Pflasterstein anfassen.

Regulierung der
Muskelspannung

Die Muskelspindeln nehmen aktiv an der Tonusregulierung teil. Sie wirken im Muskel wie Thermostaten in der Heizung. Sie stellen einen Sollwert ein, und wenn die Spannung von diesem Wert abzuweichen beginnt, ziehen sie sich zusammen oder sie entspannen sich und verändern so die Spannung oder den Tonus der Muskelfaser, in die sie eingebettet sind.

Für diese Arbeit steht ihnen ein eigenes Nervensystem zur Verfügung, mit dessen Hilfe es ihnen gelingt, den Muskeltonus stufenlos auf den jeweiligen Bedarf abzustimmen. Dies läuft allerdings nicht vollkommen automatisch ab: Die Muskelspindeln brauchen die Unterstützung unserer Aufmerksamkeit, um zu erfahren, für welche Aufgabe sie den Muskeltonus abstimmen sollen.

Vielleicht erinnern Sie sich, wie Sie einmal einen leeren Koffer angehoben haben in der Überzeugung, er sei voll. Dabei vollzog sich das Gegenteil einer gelungenen Spannungsanpassung. Bestmögliche Spannungsanpassung oder Eutonie hingegen entsteht, wenn Sie mit voller Aufmerksamkeit bei der Sache sind, bei dem, was Sie gerade tun.

Tastübungen

Beachten Sie beim Ausführen der folgenden Übungen den Unterschied von Tasten und Drücken: Das Tasten ist eine Leistung der Tastorgane in der Haut, das Drücken hingegen eine Aktivität der Muskeln. Wenn Sie also glauben, Sie könnten zu wenig spüren, versuchen Sie diesen »Mangel« nicht durch Drücken auszugleichen, sondern schicken Sie mehr Aufmerksamkeit zu den Körperstellen oder Gegenständen, die Sie spüren wollen.

Führen Sie ein Selbstgespräch

Sehr hilfreich beim Üben ist es, ein Selbstgespräch zu führen, in dem Sie sich schildern, was Sie gerade tun und fühlen – etwa so: »Beim Kopf fühlt sich der Boden hart an. Wie groß ist die Berührungsfläche? Am Nacken spüre ich vom Boden nichts. Wo ist die nächste Stelle in Richtung Rücken, die ich spüre? Ach hier! Da kitzelt es etwas ...« Das Selbstgespräch verhindert, daß Sie dösen oder willkürlich von einer Körperstelle zur anderen gehen.

Ein planmäßiges Vorgehen ist auch deshalb wichtig, damit Sie beim Üben die Lücken in Ihrem Körperbild finden. Sehr viele Menschen sind überrascht, wenn sie zum Beispiel bemerken, daß sie mit dem Rücken so gut wie nichts spüren. Er ist ein weißer Fleck auf ihrer Körperlandkarte. Wenn Sie solche Flächen finden, sollten Sie nicht aufgeregt reagieren und die Lücken »mit Gewalt« schließen wollen, indem Sie Muskelkraft ausüben. Sie müssen nur geduldig bei der Sache sein, dann werden immer mehr echte Empfindungen zum Vorschein kommen.

Geduldig bei der Sache sein

Tasten mit den Händen
Nehmen Sie verschiedene Gegenstände – ein Buch, einen Stein, eine Tasse – in die Hand, und spüren Sie, wie sie sich anfühlen. Ist der Gegenstand, den Sie in der Hand halten, warm oder kalt, glatt oder rauh? Beobachten Sie, wie sich Ihre Empfindungen verändern, wenn Sie kräftig zufassen oder nur sanft über den Gegenstand streichen.

Tasten mit den Füßen
Ziehen Sie Ihre Schuhe und Strümpfe aus, und legen Sie einige Dinge auf den Boden. Tasten Sie mit Fußsohlen, Zehen, Fersen diese Dinge.

Rollen Sie zum Beispiel einen Ball mit den Fußsohlen umher. Beobachten Sie den Unterschied, wenn Sie kräftig Druck geben oder den Ball sanft berühren. Wo überall spüren Sie Reaktionen in Ihrem Körper?

Tasten mit dem Rücken
Tasten Sie jetzt mit Ihrem Rücken. Legen Sie sich in Rückenlage (⟶ Foto Seite 3) auf den Boden.
Spüren Sie, welche Stellen Ihres Rückens den Boden berühren und welche nicht. Machen Sie gewissermaßen Inventur, das heißt, gehen Sie planmäßig in dieser Reihenfolge vor: Kopf – Nacken – Schultergürtel – Arme – Hände – Schultergürtel – Rückseite des Brustkorbs – Lendenwirbelbereich – Beckenbereich – Oberschenkel – Kniekehlen – Unterschenkel – Fersen.

Machen Sie »Inventur«

Tasten mit der Vorderseite des Körpers
Legen Sie sich in Bauchlage (⟶ Foto Seite 2) auf den Boden.
Führen Sie die Übung durch, indem Sie wieder planmäßig vorgehen. Beginnen Sie aber diesmal beim Becken. Wandern Sie mit Ihrer Aufmerksamkeit über den Bauch aufwärts zu Brust, Schultern, Kopf. Gehen Sie zurück zum Becken, schließlich zu den Beinen. Spüren Sie, welche Stellen Ihres Körpers den Boden berühren, welche nicht.

Was spüren Sie?

Tasten in der Seitenlage
Liegen Sie auf der rechten Körperseite. Der rechte Arm ist in der Verlängerung des Körpers über den Kopf ausgestreckt, der Kopf ruht auf dem Arm, die Handinnenfläche liegt auf dem Boden. Die andere Hand liegt auf der Hüfte. Füße und Beine liegen genau aufeinander. Hüft- und Kniegelenke sind angewinkelt. Lassen Sie die linke Hüfte und Schulter nicht nach vorne fallen, so daß Sie wirklich auf der Seite liegen.
Spüren Sie jetzt die Stellen, an denen Ihr Körper den Boden berührt. Beginnen Sie bei der Hüfte. Von dort aus wandern Sie das Bein entlang. Wie spüren Sie mit ihm den Boden?
Gehen Sie zurück zur Hüfte, von dort aus den Rumpf entlang zur Achselhöhle, zum Arm, zur Hand. Dann spüren Sie den Kopf, der auf dem Arm liegt.

19

Spüren Sie anschließend an Ihrem Rücken den Stoff der Kleidung, die Sie tragen, vom Hemdkragen bis zum Hosenboden. Bei der Hüfte, die am Boden aufliegt, ist die Reise beendet.

Vergleichen Sie Ihre Körperhälften

Drehen Sie sich auf den Rücken, und vergleichen Sie die rechte Körperhälfte, die den Boden berührte, und die linke, die nach oben wies. Welche Unterschiede können Sie spüren? Fühlt sich eine Körperhälfte wärmer an an als die andere; vielleicht auch größer oder kräftiger? Die Körperhälften nach einer Übung, die einseitig durchgeführt wurde, in dieser Weise zu vergleichen, ist sehr wertvoll. Dadurch können Sie die Wirkung der Übung sofort nachvollziehen.

Üben Sie weiter, indem Sie sich auf die linke Seite legen. Spüren Sie Ihren Körper wieder aufmerksam durch.

Alles spüren, was den Körper berührt.

Legen Sie sich in die Rückenlage (→ Foto Seite 3), in die Bauchlage (→ Foto Seite 2) oder in die Seitenlage (→ Foto Seite 2/3).

Spüren Sie zunächst alle Flächen, an denen Ihr Körper den Boden berührt. Richten Sie dann Ihre Aufmerksamkeit auf alles, was Ihren Körper berührt: auf den Stoff des Hemdes, der Hose, der Strümpfe; spüren Sie

Auch die Luft spüren

auch die Luft an Ihrem Gesicht und an Ihren Händen. Gehen Sie dabei wieder planmäßig vor. Wandern Sie mit Ihrer Aufmerksamkeit an Ihrem Körper von oben nach unten oder von unten nach oben, bis Sie deutlich Ihren Körper als Ganzes spüren können und alles, was ihn berührt. Diese Übung können Sie auch im Stehen, im Sitzen oder beim Spazierengehen machen. Auf diese Weise üben Sie bei vielen Gelegenheiten Ihren Tastsinn, und Sie kehren aus Gedankenverlorenheit und Sorgen zu sich selbst zurück – Sie kommen zur Besinnung.

Den Körperraum spüren

Ein Innenraum-Bewußtsein entwickeln

Das Tasten, wie Sie es in den Tastübungen durchgeführt haben, hat Sie Ihren Körper zwar als räumliches Gebilde, aber nur die Außenseite erleben lassen: vom Kopf das Gesicht, von der Hand die Innenfläche, vom Rumpf die Vorderseite oder die Rückseite. Mit Hilfe der folgenden Übungen können Sie ein Innenraum-Bewußtsein Ihres Körpers entwickeln. Das Innenraum-Bewußtsein wirkt auf den Tonus (→ Seite 17) ausgleichend.

Führen Sie diese Übungen bitte nacheinander durch, beginnen Sie also – wie angegeben – mit dem Kopf und wandern von ihm aus durch den ganzen Körper.

Diese Übungen können Sie auch in der Bauch- oder Seitenlage, im Stehen oder im Sitzen ausführen, nicht nur in der Rückenlage, für die ich sie beschrieben habe.

Den Körper zeichnen

Vor und nach Ihrem Üben wäre es übrigens von Nutzen, Ihren Körper, wie Sie ihn sich vorstellen, einmal zu zeichnen oder zu modellieren. Sie können dadurch Auskunft darüber erhalten, wie Ihr Bild von Ihrem Körper jetzt beschaffen ist und wie es sich durch die Übungen verändert.

Kopfraum

Legen Sie sich in die Rückenlage (→ Foto Seite 3), und schließen Sie die Augen.

Stellen Sie sich vor, Sie haben Ihren Kopf, Ihr Gesicht noch nie gesehen und wollen durch Spüren ein Gefühl für ihre Form bekommen.

Spüren Sie zuerst die Stelle, an der Ihr Hinterkopf auf dem Boden liegt; dann spüren Sie das Schädeldach und wandern weiter zum Gesicht.

Spüren Sie an Ihrer Stirn, an Ihren Schläfen und Wangen, an den Ohren, an der Nase die Luft, die Ihr Gesicht umgibt.

Wie berühren sich die Lippen? Haben Sie sie zusammengepreßt oder leicht aufeinandergelegt?

Den Unterkiefer lockern

Haben Sie die Zähne zusammengebissen? Wenn ja, lassen Sie bitte Ihren Unterkiefer locker. Die Zungenspitze sollte genau in der Mitte hinter den oberen Schneidezähnen liegen.

Spüren Sie jetzt von innen heraus zur Umhüllung des Kopfraums, zur Haut also, die Ihren Kopf umschließt. Stellen Sie sich den Kopfraum leer und hohl vor: Wie groß ist der Raum zwischen rechter und linker Schläfe, zwischen dem rechten und linken Ohr? Wie weit ist Ihr Gesicht vom Boden entfernt?

Lassen Sie schließlich den Kopf einige Male langsam nach rechts und links rollen wie eine hohle Kugel.

Brustraum, Bauchraum

Sie liegen in der Rückenlage (→ Foto Seite 3). Richten Sie jetzt Ihre Aufmerksamkeit auf den Brust- und den Bauchraum.

Spüren Sie erst die Kleidung, die die Vorderseite und die Seiten Ihres Körpers berührt. Alles, was Sie berühren, berührt auch Sie und läßt Sie Ihre Haut spüren.

Die Haut von innen wahrnehmen

Nehmen Sie von innen heraus die Haut wahr, die den Brustkorb und den Bauchraum umhüllt. Wie weit sind Ihre Achseln voneinander entfernt? Wie hoch liegt das Brustbein über dem Boden? Wieviel Raum ist zwischen den Hüften? Spüren Sie auch die Leisten und den Beckenboden.

Denken Sie daran, daß die Haut eine Hülle ist, deren Innenseite den Körperraum abschließt. Üben Sie mit der Einstellung: Ich möchte mit der Innenseite der Haut diesen Raum spüren.

Armräume, Beinräume

Sie liegen in der Rückenlage (→ Foto Seite 3). Spüren Sie zuerst die Kleidung oder die Luft und die Auflagestellen am Boden, die Ihre Arme berühren.

Denken Sie sich jetzt ins Innere des rechten Arms. Wieviel Raum ist zwischen der Oberseite des Arms und der Unterseite, die am Boden aufliegt? Spüren Sie von innen die Haut, die den Arm umschließt.

In gleicher Weise spüren Sie anschließend den anderen Arm.

Nehmen Sie sich jetzt Ihre Beine vor. Richten Sie Ihre Aufmerksamkeit auf das rechte Bein. Nehmen Sie den Innenraum bewußt wahr, denken Sie ihn sich völlig leer, so daß Sie sich mit Ihrer Aufmerksamkeit frei darin bewegen können. Spüren Sie die Haut, die ihn umschließt.

Lassen Sie sich viel Zeit

Lassen Sie sich dabei viel Zeit und durch nichts aus der Ruhe bringen. Spüren Sie anschließend in gleicher Weise in das Innere des linken Beins.

Die Knochen spüren

Unsere Knochen vernachlässigen wir in der Regel, weil wir meinen, alle Kraft käme von den Muskeln. Sie sind aber das Gerüst, ohne das wir keine Körperhaltung einnehmen und keine zielgerichtete Bewegung ausführen könnten. Ohne Knochen wären wir eine gestalt- und gesichtslose Masse, die auf dem Boden läge wie ein Zitterpudding, der bestenfalls wie eine Qualle am Boden entlangfließen könnte. Unsere Muskeln wären eine nutzlose Fleischmasse, weil sie nichts hätten, woran sie sich halten und woran sie ziehen könnten.

Unser Skelett ist »lebendig«

Ein Knochenbewußtsein zu entwickeln, ist der Sinn der folgenden Übungen. Dies ist auch durchaus möglich, denn unser Skelett ist nicht tot. Es besitzt Nerven und Blutgefäße, unterliegt einem Stoffwechsel und wird vom Gesamtzustand unseres Organismus beeinflußt. Also können wir es, wenn wir wollen, auch gut spüren.

Vor allem, wenn wir etwas schieben oder ziehen, sollten wir uns der Festigkeit unserer Knochen bewußt sein und sie den Anforderungen entsprechend einsetzen. Hauptsächlich durch unsere Knochen übertragen wir die Kraft vom Fußboden auf die Gegenstände und sparen viel Energie, wenn wir die Knochenhebel richtig benützen. Die Knochen selbst brauchen dies auch. Wenn sie nicht belastet werden, verlieren sie Kalk und werden brüchig.

Das Knochenbewußtsein hebt den Tonus

Das Knochenbewußtsein hebt zudem den Tonus (→ Seite 17). Es macht beschwingt und gibt das Gefühl, leichter und beweglicher zu sein. Es wäre nützlich, wenn Sie vor dem Üben in einem Lexikon die Abbildung eines menschlichen Skeletts betrachten. So können Sie erfahren, an welcher Stelle in Ihrem Körper bestimmte Knochen sind, die ich in den Übungsanleitungen nenne – Becken, Sitzbeinhöcker, Kreuzbein, Wirbelsäule, Schlüsselbeine, Schulterblätter.

Den Körper abklopfen
Setzen Sie sich in gelöster Haltung auf den Boden.
Mit lockeren Handgelenken und leicht geballten Fäusten klopfen Sie energisch das rechte Bein von den Zehen bis zur Hüfte ab (→ Foto Seite 24). Spüren Sie dabei, wie Ihre Schläge durch die Muskeln hin-

Die Festigkeit der Knochen spüren:
Beim energischen Abklopfen der Beine kommt es darauf an, die Festigkeit der Knochen bewußt zu spüren.

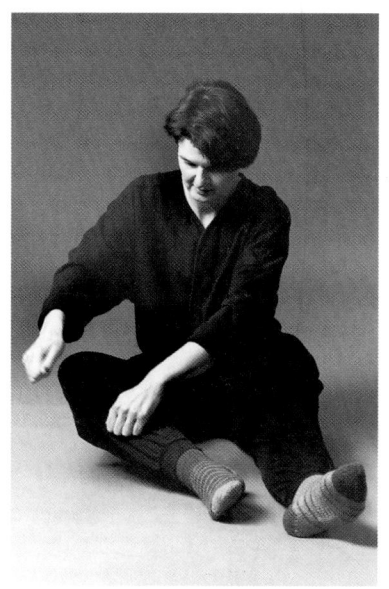

durch bei dem Festen und Harten Ihrer Knochen ankommen. Klopfen Sie aber bitte nicht auf Krampfaderknoten, offene Wunden, entzündete Stellen oder Geschwüre! Nachdem Sie das rechte Bein gründlich beklopft haben, ruhen Sie sich eine Weile aus. Vergleichen Sie Ihr rechtes und Ihr linkes Bein: Wie fühlt sich Ihr linkes Bein an im Unterschied zum rechten, das Sie gerade abgeklopft haben?

Dann klopfen Sie Ihr linkes Bein von den Zehen bis zur Hüfte kräftig ab. Richten Sie dabei wieder Ihre Aufmerksamkeit vor allem auf die Knochen. Danach ruhen Sie sich wieder aus. Um anschließend in gleicher Weise Beckenknochen, Rücken – soweit Sie ihn erreichen können –, Arme, Schultern und Brustkorb abzuklopfen, stellen Sie sich am besten hin. Spüren Sie bei allen Körperteilen, die Sie abklopfen, vor allem den Knochen, die Festigkeit, die sie Ihrem Klopfen entgegensetzen.

Den Kopf beklopfen Sie nur mit den Fingerspitzen. Trommeln Sie leicht auf Unterkiefer, Wangenknochen, Schläfen und Stirn.

Das Knochengerüst im ganzen spüren

Nachdem Sie Ihren Körper abgeklopft haben, ruhen Sie sich aus. Besinnen Sie sich dabei auf Ihr Knochengerüst im ganzen, und spüren Sie, wie es Sie trägt und stützt.

Stöcke neben das Rückgrat legen

Für diese Übung benötigen Sie zwei Bambusstöcke, die Sie griffbereit haben sollten, bevor Sie mit der Übung beginnen.

Während Sie sich in die Rückenlage (→ Foto Seite 3) auf den Boden legen, halten Sie zuerst einen Stock mit der Hand rechts oder links

24

**Das Rückgrat
spüren:**
Halten Sie den
Stock so neben
die Wirbelsäule,
daß Sie sich
mit dem Rücken
darauflegen
können, ohne
die Wirbelsäule
zu verletzen.

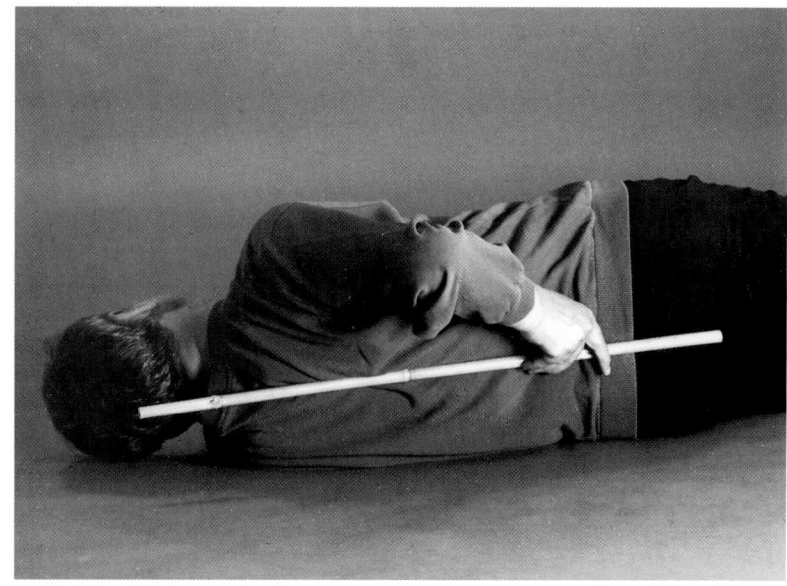

*Legen Sie sich
auf den Stock*

neben die Wirbelsäule, unmittelbar neben die Dornfortsätze der Wirbel, die Sie tasten können, wenn Sie die Hände auf die Rückenmitte legen (→ Foto oben). Dann legen Sie sich auf den Stock. Rollen Sie sich nun etwas zur Seite, um den zweiten Stock auf die andere Seite neben die Wirbelsäule zu schieben. Die Stöcke sollen etwas über die Schultern hinausragen; die Beckenknochen liegen auf den Stöcken. Ziehen Sie anschließend die Fersen zum Gesäß und stellen die Füße auf den Boden – Ihr Rücken wird dadurch flacher und liegt besser auf den Stöcken.

Wandern Sie mit Ihrer Aufmerksamkeit von unten nach oben und in umgekehrter Richtung die Stöcke entlang – spüren Sie den Druck der Stöcke.

Dann versuchen Sie, zwischen den Stöcken einzelne Wirbel zu spüren. An welchen Stellen können Sie harten, festen Druck der Stöcke wahrnehmen? Auch wenn Sie nicht alle Wirbel spüren können, denken Sie

**Die Becken-
knochen spüren:**
Legen Sie einen
Tennisball rechts
neben das Kreuz-
bein und rollen mit
dem Gesäßmuskel
kräftig darüber –
spüren Sie dabei
den Knochen unter
dem Muskel.

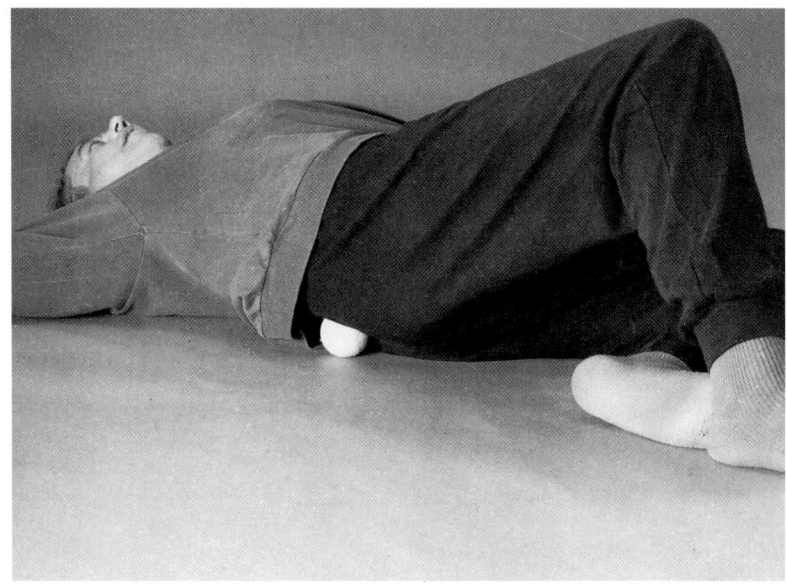

daran, daß Ihre Wirbelsäule Ihren Kopf und Ihr Becken miteinander
verbindet.
Nachdem Sie Ihre Wirbelsäule gut gespürt haben, richten Sie sich etwas auf und nehmen die Stöcke fort. Bleiben Sie noch eine Weile in
der Rückenlage liegen; spüren Sie jetzt ohne Stöcke die Muskulatur
neben Ihrer Wirbelsäule und die einzelnen Wirbel.

Die Beckenknochen spüren
Für diese Übung brauchen Sie einen Tennisball; legen Sie ihn sich also
bereit, bevor Sie zu üben beginnen.
Diese Übung dürfen Sie nicht ausführen, wenn Sie akut an Ischias-
Schmerzen leiden!

Wichtig!

Legen Sie sich in die Rückenlage (→ Foto Seite 3), und ziehen Sie die
Beine an. Schieben Sie den Tennisball rechts neben das Kreuzbein,
und rollen Sie mit dem Gesäßmuskel langsam und kräftig darüber (→

Foto Seite 26). Legen Sie den Ball an verschiedenen Stellen neben das Kreuzbein, und wiederholen Sie den Vorgang.

Wenn Sie das einige Zeit gemacht haben, nehmen Sie den Ball fort und ruhen sich etwas aus. Vergleichen Sie die Beckenseite, auf der Sie gerade geübt haben, mit der anderen Seite. Welchen Unterschied können Sie wahrnehmen?

Was spüren Sie?

Legen Sie danach den Ball auf der anderen Seite neben das Kreuzbein und rollen mit dem Gesäßmuskel langsam darüber. Verschieben Sie den Ball an andere Stellen, um möglichst Ihr gesamtes Becken zu spüren.

Nehmen Sie anschließend den Ball fort, und ruhen Sie sich aus.

Die Oberschenkelknochen spüren

Für diese Übung benötigen Sie wieder einen Tennisball; legen Sie ihn sich also bereit, bevor Sie zu üben beginnen.

Legen Sie sich in die Bauchlage (→ Foto Seite 2), und bringen Sie den Ball unter den rechten Oberschenkel knapp unterhalb der Leiste, so daß er durch den Muskel hindurch auf den Knochen drückt. Falls Sie dabei ein Ziehen und leichte Schmerzen in den Muskeln aufgrund von Verspannungen empfinden, verändern Sie dennoch Ihre Lage nicht, und nehmen Sie Ihre Empfindungen bewußt wahr. Wir sind es zwar in der Regel nicht gewohnt, Schmerzen zuzulassen und ihnen »aufrecht ins Auge zu sehen«; tun Sie es aber einmal, und halten Sie Ihre unangenehmen Empfindungen bitte aus, bis sie erträglich geworden sind.

Unangenehme Empfindungen zulassen

Verschieben Sie den Ball etwas weiter in Richtung Knie. Spüren Sie wieder deutlich den Druck, den der Ball auf Ihren Oberschenkelknochen ausübt. Tasten Sie auf diese Weise Ihren Oberschenkelknochen ab, bis Sie kurz vor der Kniescheibe ankommen.

Legen Sie den Ball anschließend beiseite, und spüren Sie Ihre beiden Oberschenkel. Welchen Unterschied können Sie empfinden?

Anschließend bringen Sie den Ball unter den linken Oberschenkel knapp unterhalb der Leiste. Spüren Sie wieder den Druck, den der Ball durch den Muskel hindurch auf den Knochen ausübt. Üben Sie weiter, indem Sie den Ball immer weiter in Richtung Knie verschieben und jeweils den Druck gegen den Knochen deutlich wahrnehmen. Nehmen

Sie den Ball schließlich von Ihrem Oberschenkel fort und ruhen sich eine Weile aus.

Sie können die Wirkung dieser Übung verstärken, indem Sie jedesmal, nachdem Sie den Ball verschoben haben, und Sie Ihren Knochen gut spüren, den Unterschenkel senkrecht anheben. Das Knie bleibt dabei am Boden.

Wenn Sie Verspannungen im Oberschenkel spüren, bewegen Sie den Unterschenkel leicht vor und zurück, bis die Verspannungen sich merklich gelöst haben.

Die Knochen in der Seitenlage spüren

Legen Sie sich auf die rechte Seite auf den Boden. Den rechten Arm strecken Sie in der Fortsetzung des Rumpfes gerade aus. Die Handinnenfläche ist zum Boden gekehrt. Der Kopf liegt auf dem rechten Oberarm. Hüft- und Kniegelenke sind angewinkelt. Knie, Fersen und große Zehen liegen genau aufeinander. Die linke Hand liegt locker entweder auf der linken Hüfte oder Sie stützen sich mit ihr am Boden ab, die Finger der linken Hand weisen zum Brustbein. Der Rumpf soll möglichst aufrecht sein: Hüfte über Hüfte, Schulter über Schulter.

Beginnen Sie das Spüren Ihrer Knochen bei der rechten Hüfte. Spüren Sie, wie der Rollhügel auf den Boden drückt.

Dann wandern Sie den Oberschenkel entlang zum Knie, vom Knie zum Sprunggelenk und weiter zum kleinen Zeh. Richten Sie dabei Ihre Aufmerksamkeit immer auf die Knochen, auf das Feste und Harte unter den Muskeln.

Spüren Sie anschließend, wie das linke Bein auf dem rechten Bein liegt; wandern Sie vom linken großen Zeh zu Knöchel, Knie und Hüfte. Entwickeln Sie auch ein Gefühl dafür, wie weit das linke Bein und die linke Hüfte vom Boden entfernt sind.

Dann konzentrieren Sie sich wieder auf die rechte Hüfte, die am Boden liegt. Wandern Sie von ihr aus den Rumpf entlang zu Brustkorb, Achselhöhle, Arm und Hand – spüren Sie die Knochen und den Druck, den sie auf den Boden ausüben. Gehen Sie mit Ihrer Aufmerksamkeit weiter, und nehmen Sie Ihren Schädelknochen wahr; anschließend konzentrieren Sie sich auf den Nacken, die Wirbelsäule, das Becken.

*Vergleichen
Sie Ihre Körper-
hälften*

Zum Schluß strecken Sie sich, indem Sie mit der rechten Hüfte auf den
Boden mit Richtung zu den Fersen drücken und gleichzeitig den rechten
Arm nach oben dehnen.

Drehen Sie sich danach auf den Rücken, und nehmen Sie Ihre rechte
und Ihre linke Körperhälfte wahr. Welchen Unterschied spüren Sie?
Üben Sie weiter, indem Sie sich jetzt auf die linke Seite legen – den
linken Arm nach oben ausgestreckt, Hüft- und Kniegelenke angewinkelt,
die rechte Hand entweder locker auf der rechten Hüfte oder auf dem
Boden, mit den Fingern zum Brustbein weisend. Spüren Sie wieder Ihre
Knochen, wobei Sie Ihre Aufmerksamkeit zuerst auf Ihre linke Hüfte rich-
ten, weiter das linke Bein entlang zum linken Fuß und über das rechte
Bein zurück zur rechten Hüfte wandern; von dort aus spüren Sie Ihren
Oberkörper entlang bis zu linkem Arm und linker Hand; dann den
Schädelknochen und die Wirbelsäule vom Nacken bis zum Becken.
Drehen Sie sich schließlich wieder auf den Rücken, ruhen Sie sich aus.

**Käfer auf dem
Rücken**
(→ Seite 30):
Die Bewegungs-
möglichkeit Ihrer
Gelenke können
Sie wahrnehmen,
indem Sie Arme
und Beine frei in
der Luft bewegen.

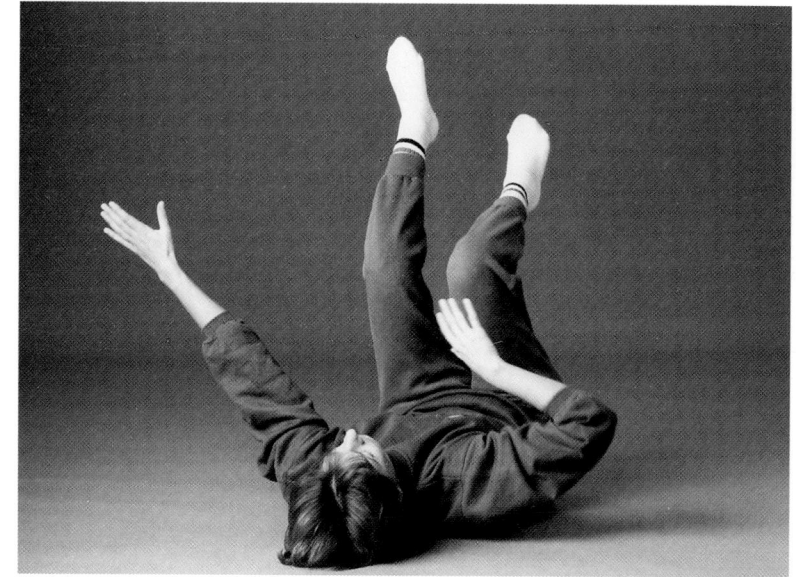

29

Käfer auf dem Rücken

Bei dieser Übung geht es darum, daß Sie sich Ihrer Gelenke bewußt werden und sie zu empfinden lernen.

Bewegung der Gelenke

Legen Sie sich mit dem Rücken auf den Boden, und stellen Sie sich vor, Sie seien ein auf den Rücken gefallener Käfer. Bewegen Sie Arme und Beine frei in der Luft, tun Sie so, als ob alle Muskeln von den Knochen gefallen wären, und beobachten Sie, wie sich die Gelenke beugen und strecken (⟶ Foto Seite 29).

Wenn Sie sich genug bewegt haben, legen Sie Arme und Beine auf den Boden und ruhen sich in der Rückenlage aus.

Übungen für die Kontaktfähigkeit

Für die Eutonie ist der Kontakt etwas so Wichtiges, daß er gegenüber der Berührung deutlich hervorgehoben wird.

Berührung und Kontakt

Obwohl wir immer etwas berühren, sei es auch nur die Luft, die uns umgibt, entsteht dadurch nur selten eine Beziehung. Oft bemerken wir kaum, daß wir etwas berühren, wie beschaffen dies ist und auf welche Weise wir die Berührung aufnehmen.

Eine Beziehung zu all dem aufzunehmen, was uns umgibt, ist in der Eutonie überaus wichtig. Dies können wir mit allem, womit wir es zu tun haben: Menschen, Gegenstände, Räume, Tätigkeiten.

Eine Beziehung aufnehmen

Eine Beziehung entsteht, wenn wir uns einem Menschen oder einer Sache mit Interesse und innerer Anteilnahme zuwenden. Diese Beziehungsaufnahme wird in der Eutonie Kontakt genannt. Es ist allerdings für diesen Kontakt nicht unbedingt nötig, tatsächlich eine körperliche Berührung vorzunehmen. Kontakt herzustellen, ist mehr ein Akt der Seele als des Körpers. So können wir auch zu von uns entfernten Menschen oder Gegenständen Kontakt aufnehmen.

Erweiterung des Körpergefühls

*Körperbild-
schema*

Durch den Kontakt werden Gegenstände zu Verlängerungen unserer Gliedmaßen. Dies ist eine Leistung unseres Gehirns, das unser Körperbildschema enthält, in dem alle Glieder unseres Körpers »abgebildet« sind. Das Körperbildschema kann Gegenstände, die wir berühren, als Teil unseres Körpers behandeln oder das Körpergefühl weit über die sichtbaren Grenzen des Körpers hinaus erweitern, auch durch Gegenstände und Hindernisse hindurch. Dabei kann ein körperlich spürbares Verbindungsgefühl entstehen – eine Beziehung also.

Diese Erweiterung des Körpers, bei der sich ein Mensch Gegenstände geradezu »einverleibt«, geschieht beispielsweise immer dann, wenn jener mit einem Werkzeug oder einem Sportgerät umgeht. Ungeübte, die zu einem Gerät noch keine Beziehung gefunden haben, bewegen sich mühsam, eckig, krampfhaft. Sie treffen mit dem Hammer den Daumen, nicht den Nagel, schaufeln mit dem Tennisschläger Sand vom Platz und schwitzen beim Schreiben, als ob der Kugelschreiber eine Eisenstange wäre.

Der erfahrene Zimmermann jedoch trifft den Nagel, der Tennisprofi den Ball »wie im Schlaf«, und für den geübten Schreiber ist der Kugelschreiber zu einem Teil seiner Hand geworden. Die Bewegungen sind mühelos und elegant. Die verkrampften Muskeln sind weich geworden. Der Kontakt hat den Muskeltonus verändert in Richtung Eutonie.

*Harmonisches
Wechselspiel*

Dies ist nicht erstaunlich. Denn jeder Umgang mit Werkzeugen, Sportgeräten oder anderen Gegenständen ist ein Wechselspiel zwischen uns und der Umwelt, das nur dann harmonisch sein kann, wenn die Muskelspannung auf Form und Gewicht der Gegenstände abgestimmt ist. Dazu ist einfühlsamer Kontakt nötig, wobei unsere Aufmerksamkeit weniger bei uns selbst als vielmehr bei der Sache ist, mit der wir gerade umgehen.

*Ein einfaches
Experiment*

Mit Hilfe eines einfachen Experiments können Sie dies nachprüfen: Halten Sie einen Stein oder irgendetwas anderes, nicht allzu Schweres in der Hand. Wieviel wiegt der Gegenstand? Schließen Sie jetzt die Faust, und spannen Sie die Armmuskulatur an. Sie werden merken, daß Sie das Gefühl für das Gewicht des Steins sofort verlieren. Genauso wird es sein, wenn Sie den Arm schlaff hängen lassen. Wenn Sie den Unterarm aber waagerecht halten und Ihre Aufmerksamkeit dem Gewicht des Steins zuwenden, bekommen Sie dafür ein Gefühl. Ihr Arm ist jetzt zu einer Federwaage geworden und die Spannung der Muskeln dem Gewicht des Steins angepaßt – die Spannung ist jetzt euton.

Die Spannung ist euton

Verschiedene Formen des Kontakts

Das Spektrum der Kontaktübungen ist sehr breit. Sie können Kontakt aufnehmen
• zu Gegenständen, die Sie tatsächlich berühren,
• zu Ihrem Körper (hierbei wird von geschlossenem Kontakt gesprochen),
• zum Raum und zu Dingen im Raum, die Sie mit den Händen nicht erreichen können.
Manche der Übungen wirken beruhigend, andere tonisierend oder anregend, dann gibt es Übungen, die sofort auf den gesamten Organismus wirken. Sie können Kontaktübungen auch dazu benutzen, Muskelpartien zu behandeln, die für Verspannungen besonders anfällig sind. Dabei legen Sie Bälle oder Stöcke unter diese Körperstellen, wodurch sich die Verspannungen durch den Druck, den Bälle oder Stöcke ausüben, allmählich lösen. Da verspannte Körperstellen allerdings sehr druckempfindlich sind, müssen Sie zu Beginn des Übens mit Schmerzen rechnen (→ Seite 13).

Die innere Einstellung

Für alle Übungen, bei denen Sie Bälle oder Stöcke unter bestimmte Körperstellen legen, empfiehlt sich die innere Einstellung: Ich drücke nicht mit dem Körper auf den Ball oder Stock, sondern mit dem Ball oder Stock auf den Boden. Dies macht den Gegenstand gewissermaßen zu einer Verlängerung des Körpers, wodurch das Körperbild ausgeweitet und der Tonus ausgeglichen wird.

Formulieren Sie, was Sie tun

Führen Sie beim Üben wieder eine Art Selbstgespräch, in dem Sie formulieren, was Sie gerade tun. Diese Formulierungen müssen nicht grammatikalisch richtig oder stilistisch ausgefeilt sein. Sie sollen vielmehr Ausdruck Ihrer inneren Anteilnahme oder »Verbindlichkeit« sein – Ihres Beteiligt-Seins »mit Herz und Verstand«. Sagen Sie sich beim Üben zum

Beispiel: Ich möchte dem Ball (dem Stock oder Fußboden) durch die Art, wie ich ihn berühre, mitteilen, daß ich ihn lieb habe; ich möchte mich in den Ball (den Stock oder Fußboden) einfühlen wie eine Mutter, die ihre Hand auf den Bauch des Kindes legt und fragt »Wo tut es denn weh?«.

Beziehungsvolles Berühren

Solche oder ähnliche Formulierungen helfen Ihnen, ein nüchternes, oft gedankenloses Berühren in beziehungsvollen Kontakt zu verwandeln.

Kontakt zu Gegenständen

Die Materialien, die Sie in diesen Übungen verwenden, sind nur Beispiele; Sie können diese Übungen auch in Ihrem Alltag mit alltäglichen Gegenständen wie einem Ast, einem Besenstiel oder etwas anderem durchführen.

Den Boden durch einen Stock hindurch spüren

Für diese Übung brauchen Sie einen Stock; legen Sie ihn sich also bereit, bevor Sie zu üben beginnen.

Setzen Sie sich auf einen Stuhl oder knien Sie auf dem Boden. Spüren Sie zuerst, wo überall und in welcher Weise Sie die Unterlage berühren – mit Ihren Sitzknochen den Stuhl, auf dem Sie sitzen; mit Ihren Knien, Unterschenkeln, Füßen den Boden oder die Decke, worauf Sie knien. Nehmen Sie jetzt den Stock, und halten Sie ihn mit den Fingerspitzen der rechten oder linken Hand an einem Ende (→ Foto Umschlagvorderseite). Ihre Hand sollte möglichst entspannt sein; die andere Hand hängt locker nach unten. Lassen Sie den Stock leicht hin- und herpendeln. Fühlen Sie sich über Ihre Fingerspitzen in ihn ein: Wie lang ist der Stock? Welches Gewicht hat er?

Fühlen Sie sich in den Stock ein

Stellen Sie jetzt das untere Ende des Stocks sanft auf den Boden. Ihre innere Einstellung dabei sollte sein: Ich möchte durch den Stock hindurch spüren, wie der Boden beschaffen ist. Üben sie mit Ihrer Hand aber keinen Druck aus, denn dies würde Ihre feinen Empfindungen unterdrücken. Spüren Sie einen Unterschied, wenn Sie den Stock abwechselnd auf eine Decke stellen, auf den Teppichboden oder den Holzfußboden? Bleiben Sie mit Ihrer Aufmerksamkeit stets dort, wo der Stock den Boden berührt. Bewegen Sie ihn etwas hin und her, vor und zurück – immer mit der Einstellung: Mein Arm ist dort zu Ende, wo der Stock zu Ende ist. Spüren Sie den Stock tatsächlich als einen Teil Ihres Armes, so daß Sie nicht mehr nur Ober- und Unterarm haben, sondern Ober-, Mittel- und Unterarm.

Dann legen Sie den Stock weg und lassen Ihren Arm locker hängen. Spüren Sie den Unterschied zwischen Ihren beiden Armen und Schultern. Wie empfinden Sie den Arm, mit dem Sie gerade geübt haben, wie empfinden Sie den anderen Arm?

*Spüren Sie
den Unterschied*

Nach einer Weile führen Sie die Übung mit der anderen Hand durch. Nehmen Sie den Stock wieder mit Ihren Fingerspitzen an einem Ende. Lassen Sie ihn eine Weile hin- und herpendeln und fühlen sich in ihn ein. Setzen Sie ihn sanft auf den Boden und spüren durch ihn hindurch die Beschaffenheit des Bodens. Legen Sie den Stock schließlich wieder weg. Lassen Sie Ihren Arm locker hängen. Zum Abschluß spüren Sie wieder Ihre beiden Arme und Schultern – spüren Sie der Übung nach.

Den Arm verlängern in Rückenlage

Für diese Übung brauchen Sie einen Stock; legen Sie ihn sich also bereit, bevor Sie zu üben beginnen.

Legen Sie sich in die Rückenlage; Ihre Arme liegen gelöst neben dem Körper (→ Foto Seite 3).

Nehmen Sie den Stock an einem Ende in die rechte Hand, wobei die Finger gerade sind und Ihr Daumen das Stockende umschließt. Das andere Ende des Stocks liegt in der Nähe der rechten Ferse am Boden.

*Zuerst Kontakt
zum Boden
aufnehmen*

Nehmen Sie mit der ganzen Körperrückseite Kontakt zum Boden auf. Spüren Sie die Stellen, an denen Ihre Rückseite – vom Kopf abwärts bis zu den Fersen – den Boden berührt.

Lenken Sie danach Ihre Aufmerksamkeit zu Ihrer rechten Schulter, zum rechten Arm, zur rechten Hand, schließlich zum Stock – spüren Sie den Stock als Verlängerung Ihrer Hand, Ihres Arms.

Wenn Sie den Stock mit gestrecktem Arm etwas vom Boden heben, ihn ein wenig hin- und herbewegen und mit dem Stockende beliebige Figuren in die Luft zeichnen, können Sie das Stockende spüren (→ Foto Seite 35).

34

**Den Arm
verlängern:**
Zeichnen Sie mit
dem Stockende
Figuren in die Luft;
stellen Sie sich vor,
Ihr Arm sei dort
zu Ende, wo der
Stock zu Ende ist.

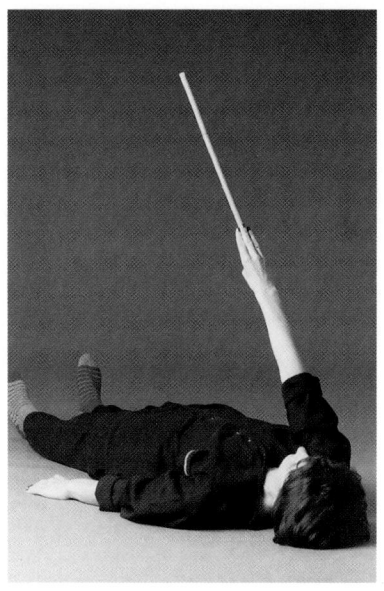

Führen Sie diese Übung stets mit
der Einstellung aus: Mein Arm ist
dort zu Ende, wo der Stock zu
Ende ist.
Nach einer Weile senken Sie
den Arm wieder zum Boden und
legen das untere Stockende in
Nähe der rechten Ferse am Boden ab. Spüren Sie dabei genau,
wann und wo das Ende des
Stocks am Boden ankommt?
Nehmen Sie schließlich Ihre rechte Hand vom Stock und spüren
sich in Ihren rechten und linken
Arm ein. Vergleichen Sie Ihre
Arme. Welchen Unterschied können Sie nach dieser Übung wahrnehmen?
Anschließend üben Sie mit der
linken Hand. Nehmen Sie den
Stock mit geraden Fingern in die Hand. Wandern Sie mit Ihrer Aufmerksamkeit von Ihrer linken Schulter über Ober- und Unterarm zur Hand und
weiter den Stock entlang bis zu seinem Ende. Lassen Sie den Stock zu

*Figuren in die
Luft zeichnen*

einer Verlängerung Ihres Arms werden. Heben Sie ihn mit gestrecktem
Arm vom Boden und zeichnen mit dem Stockende Figuren in die Luft.
Legen Sie den Arm mit dem Stock wieder auf den Boden; spüren Sie
den Moment, wann das Stockende den Boden berührt. Nehmen Sie
Ihre linke Hand vom Stock und richten Ihre Aufmerksamkeit auf Ihre bei-
den Arme. Wie fühlen sie sich jetzt an?
Bleiben Sie zum Schluß noch etwas in der Rückenlage liegen.

Durch Bälle hindurch den Boden spüren

Für diese Übung brauchen Sie zwei Tennisbälle; legen Sie sich also Bälle bereit, bevor Sie zu üben beginnen.

Legen Sie sich in die Rückenlage (→ Foto Seite 3).

Beide Hände liegen mit der Innenfläche auf jeweils einem Ball. Spüren Sie zuerst mit der rechten, dann mit der linken Hand alles, was sich von den Bällen spüren läßt: Beschaffenheit der Oberfläche, Form, Größe, Festigkeit.

Anschließend spüren Sie durch die Bälle hindurch den Boden. Betrachten Sie einen Ball als Bindeglied zwischen Hand und Fußboden, und nehmen Sie durch die Bälle hindurch die Beschaffenheit des Bodens wahr. Drücken Sie dabei mit Ihren Händen die Bälle sanft gegen den Boden. Tun Sie dies mit der inneren Einstellung: Ich drücke nicht mit der Hand auf den Ball, sondern mit dem Ball auf den Boden. Dadurch wird der Ball zu einer Verlängerung oder zu einem Teil Ihrer Hand. Sie werden schließlich das Gefühl haben, nicht mehr drücken zu müssen, sondern den Boden direkt durch den Ball spüren zu können.

Die innere Einstellung

Nach einer Weile nehmen Sie Ihre Hände von den Bällen und legen sie auf den Boden. Welchen Unterschied können Sie spüren?

Beenden Sie die Übung, indem Sie noch eine Weile in der Rückenlage liegen bleiben.

Bälle unter den Sitzbeinhöckern

Für diese Übung brauchen Sie zwei Tennisbälle; legen Sie sie sich vor dem Üben bereit.

Setzen Sie sich auf den Boden und bringen die Bälle unter Ihre Gesäßmuskeln. Ihre Beine liegen gerade und gelöst am Boden, Ihr Rücken ist aufgerichtet. Spüren Sie Ihre Sitzbeinhöcker und den Druck, den die Bälle auf sie ausüben. Sie können sich dabei mit den Armen auf dem Boden abstützen – so können Sie den Druck der Bälle besser wahrnehmen (→ Foto Seite 37).

Stützen Sie sich ab

Dann legen Sie sich auf den Rücken und schieben die Bälle wieder unter die Sitzbeinhöcker. Wenden Sie den Bällen Ihre volle Aufmerksamkeit zu. Spüren Sie den Druck, den sie ausüben. Fragen Sie sich: Was ist das, was so drückt?

Bälle unter den Sitzbeinhöckern:
Bringen Sie zwei Bälle unter Ihre Sitzbeinhöcker und setzen sich darauf; nehmen Sie den Druck, den die Bälle ausüben, deutlich wahr.

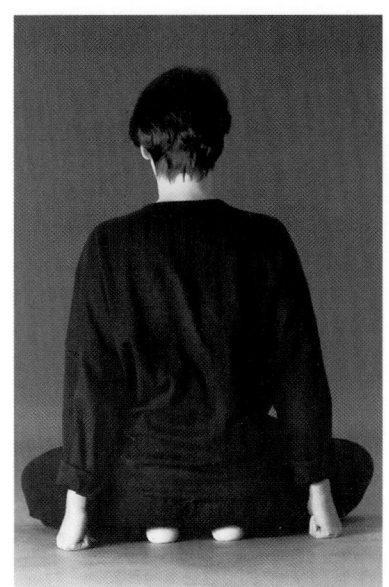

Spüren Sie durch die Bälle hindurch die Beschaffenheit des Bodens. Tun Sie dies mit der inneren Einstellung: Ich drücke nicht mit dem Körper auf die Bälle, sondern mit den Bällen auf den Boden. Wandern Sie schließlich mit Ihrer Aufmerksamkeit Ihren Rücken entlang. Wie liegt Ihr Rücken am Boden? An welchen Stellen und auf welche Weise berührt er den Boden? Wenn Sie Ihren Rücken gut gespürt haben, wenden Sie Ihre Aufmerksamkeit wieder den Bällen zu. Wenn der Druck, den sie ausüben, merklich angenehmer geworden ist, nehmen Sie sie schließlich fort.
Wie spüren Sie jetzt mit Ihren Sitzbeinhöckern den Boden?
Wandern Sie wieder mit Ihrer Aufmerksamkeit Ihren Rücken entlang. Wie liegt Ihr Rücken jetzt auf dem Boden? Nehmen Sie die Unterschiede bewußt wahr.
Zum Abschluß ruhen Sie sich eine Weile aus.

Bälle unter den Schultern in der Bauchlage
Für diese Übung brauchen Sie wieder zwei Tennisbälle, die Sie sich bereitlegen sollten, bevor Sie zu üben beginnen.
Legen Sie sich in der Bauchlage auf den Boden (→ Foto Seite 2).
Unterhalb der rechten und der linken Schulter ist eine Grube. Legen Sie jeweils einen Ball an diese Stelle, und lassen Sie die Schultern darauf

Spüren Sie den Boden

ruhen (→ Foto Seite 38). Spüren Sie durch die Bälle hindurch den Boden. Üben Sie wieder mit der Einstellung, daß Sie nicht mit den Schultern auf die Bälle drücken, sondern mit den Bällen auf den Boden. Spüren Sie den Boden auch mit Kopf, Armen, Brustkorb, Bauch und Beinen.

37

Bälle unter den Schultern in Bauchlage:
Legen Sie jeweils einen Ball in die Vertiefung unterhalb der rechten und der linken Schulter; lassen Sie Ihre Schultern darauf ruhen und geben durch die Bälle hindurch Gewicht an den Boden ab.

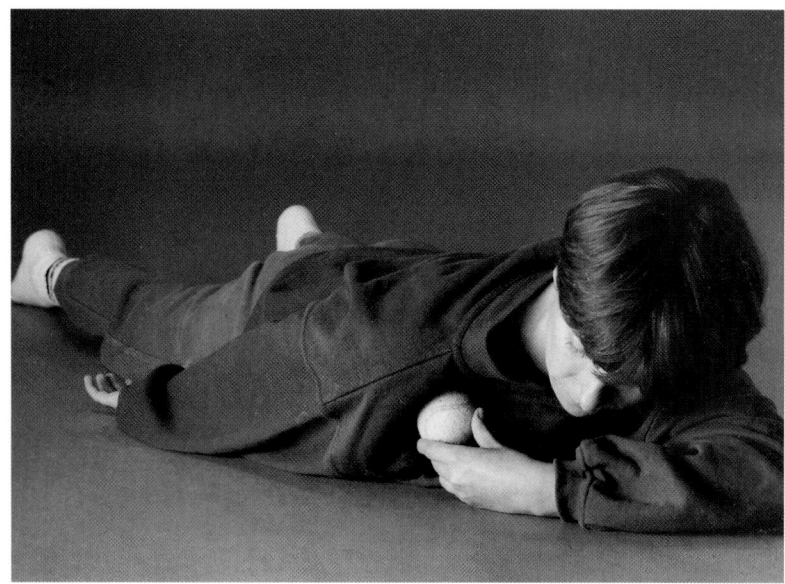

Wenn Sie den Boden mit Ihrem ganzen Körper gespürt haben, nehmen Sie die Bälle fort. Wie liegen die Schultern jetzt auf? Spüren Sie dem Unterschied genau nach.
Zum Abschluß bleiben Sie noch eine Weile auf dem Bauch liegen und ruhen sich aus.

Bälle unter den Schultern in der Rückenlage
Für diese Übung benötigen Sie zwei Tennisbälle, die Sie griffbereit haben sollten, bevor Sie zu üben beginnen.
Legen Sie sich in die Rückenlage (→ Foto Seite 3).
Schieben Sie die Bälle unter die Schultern an die Stelle zwischen oberem Schulterblattrand und Wirbelsäule (→ Foto Seite 39). Der Schulterblattknochen selbst soll auf keinen Fall auf die Bälle drücken. Lassen Sie den Druck der Bälle zu, und fühlen Sie sich in sie ein. Wenn Sie aufgrund großer Verspannungen Schmerzen in den Schultern spüren, kann

Den Druck der Bälle zulassen

38

Bälle unter den Schultern in Rückenlage:
Bringen Sie die Bälle rechts und links an die Stelle zwischen oberem Schulterblattrand und Wirbelsäule – so können Sie Verspannungen in den Schultern lösen.

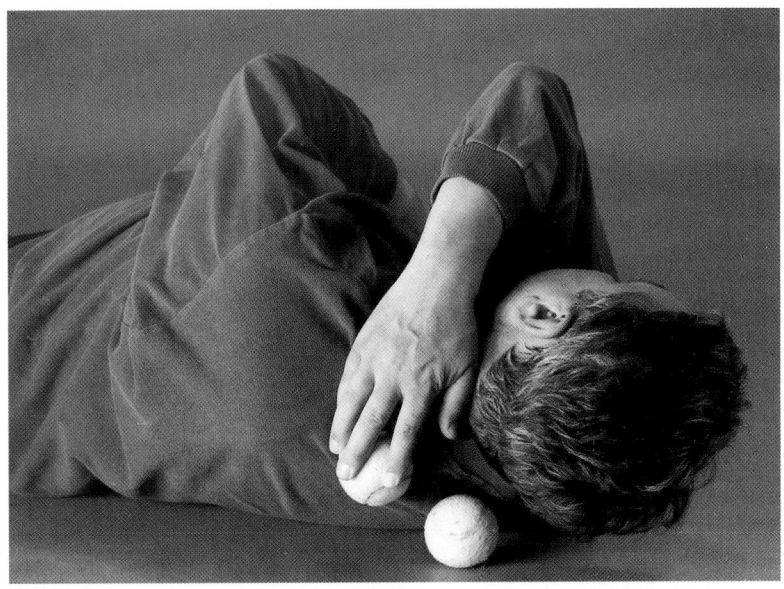

Wo berühren Sie den Boden?

es hilfreich sein, wenn Sie sich auf den Schmerz konzentrieren: Was für ein Schmerz ist es? Ist er stechend, brennend, schneidend? Wie groß ist die Schmerzstelle? Es mag Ihnen auch helfen, wenn Sie mit dem ganzen Rücken Kontakt zum Boden suchen. Wo überall berühren Sie ihn? Wandern Sie mit Ihrer Aufmerksamkeit weiter über Becken und Beine zu den Fersen. Vor allem mit Becken und Fersen sollten Sie den Boden wirklich spüren.

Spüren Sie wieder zurück zu Ihren Schultern und zu den Bällen, auf denen Sie liegen. Wenn eventuell vorhandene Schmerzen nachgelassen haben, können Sie den Druck auf die Bälle verstärken, indem Sie die Arme nach oben ausstrecken. Erzwingen Sie aber nichts!

Nehmen Sie die Bälle jetzt weg. Wie fühlen Sie Ihre Schultern? Spüren Sie sich mit Ihren Schultern in den Boden ein.

Zum Abschluß ruhen Sie sich aus.

Stöcke längs der Wirbelsäule

Legen Sie sich zwei Bambusstöcke bereit, bevor Sie zu üben beginnen. Diese Übung kennen Sie schon (→ Seite 24); der Akzent liegt jetzt aber auf dem Kontakt.

Nehmen Sie die Rückenlage ein (→ Foto Seite 3), wobei Sie den Stock rechts unmittelbar neben die Wirbelsäule bringen. Legen Sie sich auf den Stock; auch das Becken liegt auf dem Stock.

Fühlen Sie sich ein

Fühlen Sie sich in den Stock ein, und spüren Sie durch den Stock hindurch den Boden.

Nachdem der Druck deutlich angenehmer geworden ist, nehmen Sie den Stock weg. In der Rückenlage liegend, vergleichen Sie die rechte und linke Seite neben Ihrer Wirbelsäule. Welche Unterschiede können Sie wahrnehmen?

Richten Sie sich etwas auf, schieben den Stock links neben Ihre Wirbelsäule und legen sich darauf. Fühlen Sie sich wieder ein in Stock und Boden.

Dann nehmen Sie den zweiten Stock hinzu und legen ihn auf der anderen Seite der Wirbelsäule unter. Üben Sie wie gerade mit nur einem Stock: Einfühlen in die Stöcke; durch die Stöcke hindurch den Boden spüren; die Stöcke wieder fortnehmen; danach den Boden in veränderter Weise wahrnehmen.

Diese Übung können Sie vertiefen:

Eine Variation

Sie liegen mit dem Rücken auf beiden Stöcken. Ziehen Sie die Fersen zum Gesäß und stellen die Füße auf. Dadurch drücken die Stellen neben der Lendenwirbelsäule stärker auf die Stöcke. Lassen Sie sich Zeit, mit Ihrem ganzen Rücken Kontakt zum Boden aufzunehmen.

Dann ziehen Sie Ihre Knie nah an den Brustkorb und umfassen sie mit den Händen. Bewegen Sie sich sanft auf den Stöcken hin und her. Üben Sie mit der Einstellung, daß Sie den Druck der Stöcke in den Boden einwirken lassen.

Nach einiger Zeit stellen Sie die Füße wieder auf und strecken die Beine aus. Nehmen Sie die Stöcke fort und spüren nach. Wie nehmen Sie den Boden wahr? In welcher Weise haben sich Ihre Empfindungen in Ihrem Rücken geändert? Schließlich ruhen Sie sich aus.

Bälle unter dem Becken:
Schieben Sie zwei Bälle rechts und links neben das Kreuzbein – spüren Sie durch die Bälle hindurch die Festigkeit des Bodens.

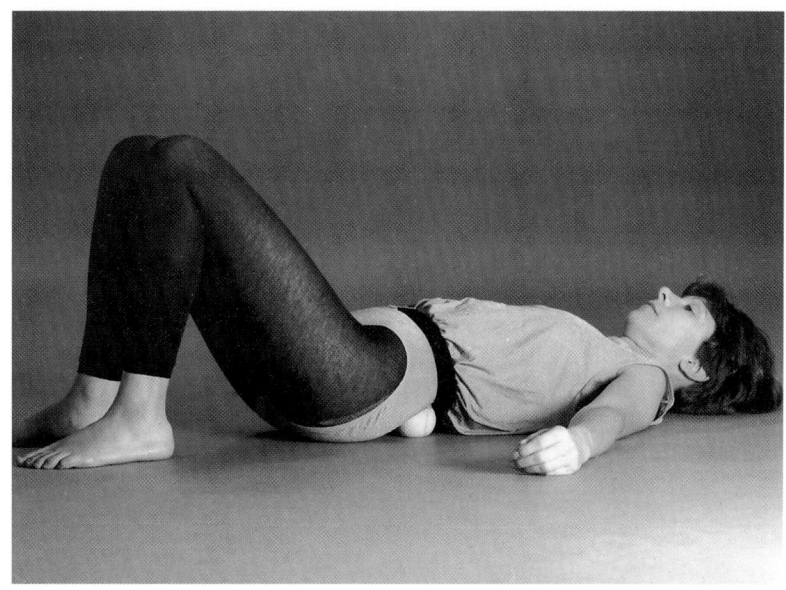

Eine Hilfe gegen Rücken-schmerzen

Bälle unter dem Becken

Für diese Übung brauchen Sie viel Zeit. Aber wenn Sie sich diese Zeit nehmen, haben Sie eine gute Hilfe gegen Rückenschmerzen. Bei akuten Ischiasbeschwerden dürfen Sie diese Übung allerdings nicht ausführen. Für diese Übung brauchen Sie zwei Tennisbälle, die Sie griffbereit haben sollten, bevor Sie zu üben beginnen.

Sie liegen in der Rückenlage (→ Foto Seite 3), die Füße sind aufgestellt, die Beine angewinkelt, Füße und Knie handbreit voneinander entfernt. Schieben Sie die Bälle rechts und links neben das Kreuzbein, und legen Sie sich darauf (→ Foto oben). Spüren Sie durch die Bälle hindurch die Festigkeit des Bodens. Wenn der Druck der Bälle angenehm geworden ist, drücken Sie mit den Füßen auf den Boden, dadurch hebt sich Ihr Becken leicht an. Verschieben Sie die Bälle etwas nach unten und legen sich mit Ihrem Becken wieder darauf. Spüren Sie durch die Bälle hindurch den Boden. Heben Sie das Becken wieder

an, verschieben die Bälle ein paar Zentimeter nach rechts beziehungsweise nach links, und legen Sie Ihr Becken wieder ab.

Verschieben Sie
die Bälle

Bringen Sie in dieser Weise die Bälle an alle möglichen Stellen Ihres
Beckens. Sie müssen während der ganzen Übung im Bereich des
Beckenknochens bleiben. Vergessen Sie vor allem nicht den oberen
Beckenrand. Spüren Sie jedesmal durch die Bälle hindurch den Boden.
Nachdem Sie die Bälle etwa neun Mal verschoben haben, nehmen Sie
sie weg und ruhen sich aus.

Bälle unter den Beckendornen

Für diese Übung benötigen Sie zwei Tennisbälle, die Sie sich bereitlegen sollten, bevor Sie zu üben beginnen.

Bitte beachten Sie

Bei dieser Übung kann es geschehen, daß Ihre Oberschenkel sich nach
einer Weile taub anzufühlen beginnen. Sobald Sie dies merken, sollten
Sie die Lage der Bälle etwas verändern.
Legen Sie sich in die Bauchlage (→ Foto Seite 2), und bringen Sie die
Bälle unter die Beckendornen. Die Beckendornen finden Sie am vorde-
ren Beckenrand unterhalb der Gürtellinie.
Geben Sie durch die Bälle hindurch Ihr Gewicht an den Boden ab.
Lassen Sie dabei die Leisten und die Bauchdecke völlig gelöst. Spüren
Sie mit der ganzen Vorderseite Ihres Körpers den Boden – mit Kopf,
Brust, Bauch, Becken, Beinen, Füßen. Nehmen Sie auch den Stoff Ihrer
Kleidung wahr, der auf Ihrem Rücken und Ihrem Gesäß liegt.
Nehmen Sie die Bälle schließlich fort, und ruhen Sie sich aus.

Bälle unter den Oberschenkeln

Diese Übung kennen Sie schon von den Knochenübungen. Diesmal
aber liegt der Akzent auf dem Kontakt.
Sie liegen in der Bauchlage. Legen Sie einen Ball unter den rechten
Oberschenkel knapp unterhalb der Leiste. Spüren Sie, wie der Ball die

Spüren Sie
die Festigkeit
des Bodens

Festigkeit des Bodens an Ihren Körper weitergibt. Ist der Druck angenehm geworden, verschieben Sie den Ball ein wenig in Richtung Knie.
Sollten Sie eine verspannte, leicht schmerzhafte Stelle finden, heben Sie
den rechten Unterschenkel, wobei Knie und Leiste möglichst nahe am
Boden bleiben. Bewegen Sie den Unterschenkel sanft vor und zurück.

42

Legen Sie den Unterschenkel wieder ab und schieben den Ball weiter in Richtung Knie. Heben Sie den Unterschenkel und bewegen ihn leicht vor und zurück.

Leichte
Schmerzen bei
Verspannung

Auch in der Nähe des Knies kann diese Übung Ihnen leichte Schmerzen verursachen. Dort sind Muskelansätze, die nach Überanstrengung oft verspannt sind und weh tun können. Aber gerade dann ist die Übung sehr heilsam, vor allem, wenn der Druck des Balls mit der Bewegung des Unterschenkels kombiniert ist. Bringen Sie den Ball aber nicht direkt unter die Kniescheibe.

Üben Sie jetzt mit dem anderen Bein in gleicher Weise. Legen Sie den Ball etwas unterhalb der Leiste unter den linken Oberschenkel, spüren den Boden und verschieben den Ball Schritt für Schritt in Richtung Knie. Dabei bewegen Sie jeweils den linken Unterschenkel vor und zurück. Zum Schluß nehmen Sie den Ball fort. Ruhen Sie sich etwas aus.

Kontakt zum eigenen Körper

Der Sinn der folgenden Übungen ist es, einen geschlossenen Kontakt zu sich selbst herzustellen. Indem Sie sich selbst berühren, schließen Sie »Kreise« aus Schultern, Armen, Händen oder Füßen, Beinen, Becken. Das wirkt sammelnd, beruhigend, erwärmend.

Wärme-
Empfindung

Bei allen Übungen des geschlossenen Kontakts kann an der jeweiligen Berührungsstelle eine Wärme-Empfindung entstehen, die sich ausbreitet. Mit dieser Wärme können Sie Schmerzen lindern, die von Verkrampfungen herrühren.

Handfläche an Handfläche

Setzen Sie sich aufrecht auf einen Stuhl, auf einen Hocker, ein Sitzkissen oder auf den Boden. Spüren Sie zunächst mit Ihrem Gesäß, Ihren Oberschenkeln und Ihrem Rücken, worauf Sie sitzen. Nehmen Sie die Berührungsstellen deutlich wahr.

Fühlen Sie
sich ein

Legen Sie jetzt Ihre Handinnenflächen ohne Druck aneinander (→ Foto Seite 44). Fühlen Sie mit der rechten Hand die linke. Berühren Sie etwas Hartes oder Weiches, Kaltes oder Warmes? Spüren Sie dabei auch den Kreis aus Schultergürtel, Oberarmen, Unterarmen und Händen.

Handfläche an Handfläche:
Legen Sie die Handinnenflächen locker aneinander – nehmen Sie die Berührung deutlich wahr, bis Sie Ihre Hände als Einheit empfinden.

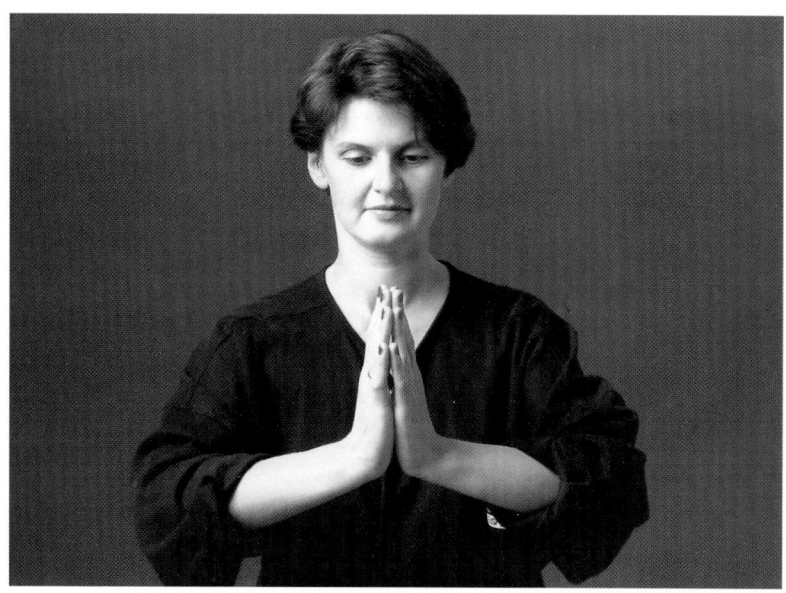

Die Richtung des Spürens wechseln

Fühlen Sie mit der linken Hand die rechte. Wechseln Sie öfter die Richtung Ihres Spürens, bis Sie kaum noch unterscheiden können, ob Sie mehr Ihre rechte oder Ihre linke Hand wahrnehmen. Ihre beiden Hände scheinen eine Einheit geworden zu sein.

Dieses Einheitsgefühl kann so stark werden, daß Sie eine echte Anziehung spüren und meinen, Gummibänder auseinanderzuziehen, wenn Sie die Hände voneinander lösen wollen.

Hände auf dem Bauch

Legen Sie sich in die Rückenlage (→ Foto Seite 3), die Beine sind gestreckt oder angewinkelt.

Ihre Hände ruhen auf dem Unterbauch. Suchen Sie zuerst mit dem ganzen Rücken Kontakt zur Unterlage. Spüren Sie, wie Ihr Rücken aufliegt. Dann nehmen Sie mit den Händen Kontakt zum Bauch auf. Was spüren Sie – etwas Hartes oder Weiches, Kaltes oder Warmes?

Nehmen Sie den Bauchraum unter Ihren Händen wahr. Was spüren Sie?

Nehmen Sie den Bauchraum wahr

Spüren Sie dann mit dem Bauch Ihre Hände. Wie fühlt es sich an, wenn Sie die Richtung wechseln? Nehmen Sie einmal mit Ihren Händen den Bauch wahr, dann wieder mit dem Bauch die Hände.

Denken Sie zwischendurch an den geschlossenen Kreis, den Bauch, Hände, Arme, Schultern bilden.

Breitet sich in Ihrem Bauch, in Ihren Händen und Armen spürbare Wärme aus?

Fußsohle an Fußsohle

Für diese Übung können Sie die Strümpfe ausziehen.

In der Rückenlage (→ Foto Seite 3) winkeln Sie die Knie an und lassen sie nach außen fallen, damit Sie die Fußsohlen aneinanderlegen können.

Lenken Sie Ihre Aufmerksamkeit zuerst zu all den Stellen, an denen Ihr Rücken den Boden berührt.

Was spüren Sie?

Fühlen Sie jetzt mit Ihrer linken Fußsohle die rechte. Was spüren Sie? Wie fühlt sich Ihre rechte Fußsohle an?

Fühlen Sie mit Ihrer rechten Fußsohle die linke.

Die Füße werden zu einer Einheit

Lassen Sie schließlich Ihre Aufmerksamkeit »hin- und herpendeln«, bis Sie nicht mehr unterscheiden können, von welcher Fußsohle sie ausgeht – bis Ihre Füße zu einer Einheit geworden sind.

Zwischendurch denken Sie immer wieder einmal einfühlend an den Kreis, der aus Füßen, Beinen und Becken gebildet wird.

Diese Übung können Sie auch ausführen, indem Sie Ihre rechte oder linke Fußsohle an den linken oder rechten Oberschenkel legen. Spüren Sie abwechselnd mit dem Fuß das Bein und mit dem Bein den Fuß.

Denken Sie zwischendurch immer wieder einfühlend an den Kreis, den Fuß, Bein, Becken, Oberschenkel bilden.

Falls Ihnen bei dieser Übung die Dehnung der Oberschenkel unangenehm ist, können Sie Kissen unter die Knie legen. Es kommt hierbei mehr auf den Kontakt als auf die Dehnung an.

Ball zwischen den Händen rollen

Für diese Übung brauchen Sie einen leichten Schaumstoffball, den Sie sich bereitlegen sollten, bevor Sie zu üben beginnen.

Im Sitzen oder im Stehen nehmen Sie den Ball zwischen Ihre flachen Hände und rollen ihn sanft in beliebigen Bewegungen (→ Foto hintere Umschlagseite). Spüren Sie dabei abwechselnd mit der linken Hand durch den Ball hindurch die rechte Hand und mit der rechten die linke Hand. Dadurch entsteht ein geschlossener Kontakt – Sie betrachten den Ball als Verbindungsstück zwischen Ihren beiden Händen, bis Sie Ihn als nicht mehr getrennt von Ihren Händen erleben.

Sie können den Ball auch so bewegen, daß Sie ihn über Handinnenflächen und Handrücken führen, als sei er eine Bandage, mit der Sie Ihre Hände umwickeln. Für diese Variation brauchen Sie einige Geschicklichkeit; es wird Ihnen aber gelingen, wenn Sie sich ganz darauf konzentrieren, was Sie tun.

Geschlossener Kontakt

Ein Stock zwischen den Händen:
Betrachten Sie den Stock, den Sie locker halten, als Bindeglied zwischen Ihren Händen – bewegen Sie den Stock sanft auf und ab.

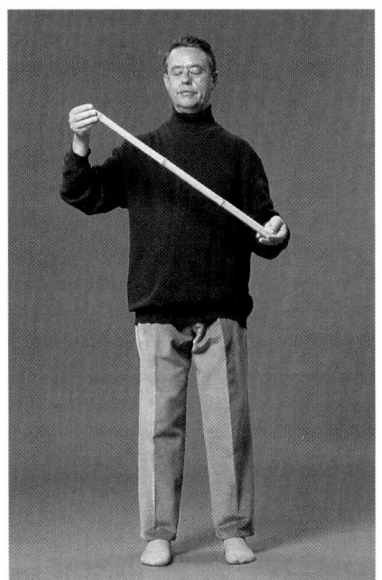

Ein Stock zwischen den Händen

Für diese Übung benötigen Sie einen Stock.

Halten Sie, während Sie sitzen oder stehen, den Stock als Bindeglied zwischen den Händen, mit gerade so viel Druck, daß er Ihnen nicht auf den Boden fällt (→ Foto links). Betrachten Sie ihn zuerst als Verlängerung der rechten Hand, dann als Verlängerung der linken Hand, bis Sie schließlich Ihre Hände durch den Stock zu einer Einheit verbunden fühlen. Bewegen Sie die Hände sanft in alle möglichen Richtungen, immer mit dem Stock als Bindeglied dazwischen. Spüren Sie dabei auch Arme und Schultergürtel.

46

Legen Sie den Stock weg, und halten Sie die Hände in der Entfernung einander gegenüber, als ob Sie den Stock noch halten würden. Wie fühlen Sie Ihre Hände jetzt? Spüren Sie noch deutlich eine Verbindung?

Kontakt zum Raum und zu Gegenständen im Raum

Wir können nicht leben in der Welt, die uns umgibt, ohne uns nach Dingen, die wir brauchen, auszustrecken und uns darauf hinzubewegen. Jede tatsächliche Bewegung wird durch eine Absicht vorbereitet. Der Fachbegriff für diese Absicht heißt Intention. Sie löst in unseren Muskelfasern Reaktionen aus, die das Streben nach einem Ding so deutlich vorausvollziehen, daß das Gefühl eines Phantomgliedes entstehen kann. Bevor wir unsere Hand tatsächlich beispielsweise nach einem Apfel ausstrecken, hat die Intention gewissermaßen schon eine unsichtbare Hand vorausgeschickt.

»Wohin schon ein anderer blickt, ...«

Jesus Sirach, der Verfasser eines biblischen Weisheitsbuches, sagt in seinen Regeln für das Benehmen bei Tisch: »Wohin schon ein anderer blickt, dahin strecke deine Hand nicht aus, sonst triffst du mit ihm in der Schüssel zusammen.«

Vor allem den Bereich um uns herum, der dem Aktionsradius unserer Arme entspricht, erfaßt die Intention so intensiv, daß eine fühlbare Sphäre entsteht. Normal empfindende Menschen spüren diesen Raum so gut, daß sie jeden, der näher als eine Armlänge an sie herantritt, als Eindringling in ihre Privatsphäre betrachten. Sie sagen dann: »Er ist mir zu nahe getreten. Er rückt mir ständig auf die Haut.«

Zusammen-gehörigkeits-gefühl

Wir können diesen Raum als eine Ausweitung unseres Körperbild-schemas (→ Seite 31) betrachten, die unser Zusammengehörigkeits-gefühl mit anderen Menschen und mit Dingen verstärkt. Dieses Zusammengehörigkeitsgefühl ist immer von Eutonie begleitet.

Interessant ist es, daß der Volksmund von Menschen, die verärgert, mißmutig, schlecht gelaunt oder beleidigt sind, die von ihrer Umgebung nichts mehr wissen wollen, sagt: »Er hat die Fühler eingezogen und sich in sein Schneckenhaus verkrochen.« Das Bild vom Schneckenhaus beschreibt die Kontaktunwilligkeit besonders gut, weil es eine Härte ausdrückt, die von außen nach innen und von innen nach außen nichts mehr durchläßt. Freilich kann diese Kontaktunwilligkeit viel tiefere Ursachen haben als bloßes Beleidigt-Sein – Neurosen etwa.

Alle Arten von Verstimmung und Kontaktunfähigkeit sind das seelische Äquivalent der Dystonie. Lebensfreude, Interesse, Begeisterung, Liebe und Mitfühlen hingegen sind stets von Eutonie begleitet.

Aufmerksames Handeln

Die folgenden Übungen können Sie unterscheiden lehren, wie verschieden sich gedankenloses Hantieren und aufmerksames Handeln anfühlen. Ersteres macht müde und lustlos; es kann sogar schmerzhafte Verkrampfungen erzeugen. Das andere, bei dem Sie in bewußter Beziehung zur Umwelt handeln, kann erfrischen und beleben.

Mit geschlossenen Augen Gegenstände suchen

Setzen Sie sich an einen Tisch, auf dem einige Gegenstände liegen; es sollten dies aber keine Dinge sein, die nicht umfallen dürfen oder an denen Sie sich verletzen könnten. Richten Sie Ihren Blick auf die Ecken und Kanten des Tisches und auf alle Gegenstände, die auf der Tischplatte liegen. Wo liegen sie? Wie weit sind sie von Ihnen, wie weit untereinander entfernt? Wählen Sie einen Gegenstand, und greifen Sie in Ihrer Vorstellung danach. Nun schließen Sie die Augen und suchen mit der Hand den Gegenstand, den Sie vorher gewählt haben. Lassen Sie die Hand ganz vorsichtig über die Tischplatte gleiten, immer in der Erwartung, daß Sie bald bei dem gewünschten Gegenstand ankommen werden. Wenn Sie ihn erreicht haben, streichen Sie mit den Fingern langsam über seine Oberfläche.

Im Alltag üben

Für diese Übung gibt es unzählige Gelegenheiten. Sie können mit den Fingern den Konturen einer Schreibmaschine, eines Buches, eines Bambusstabes, eines Kartons folgen und dann versuchen, einen bestimmten Punkt sofort blind zu treffen. Oder Sie können eine Kante entlangstreichen mit der Frage: Wann komme ich wohl an ihrem Ende an?

Münzen vom Boden aufheben

Bei dieser Übung sollten Sie beachten, daß die Aufgabe nicht heißt: Beugen Sie sich mit gestreckten Beinen nach vorne. Das sollten Sie nämlich vermeiden, und wenn Sie es sich bei der Gymnastik angewöhnt haben, sollten Sie es möglichst wieder verlernen.

Stellen Sie sich vor: Sie haben den Inhalt Ihrer Geldbörse verschüttet. Rund um Sie her liegen Münzen, die Sie wieder aufheben möchten. Gehen Sie dafür etwas in die Knie, Ihre Wirbelsäule sollte möglichst gerade bleiben, und strecken Sie den Arm aus. Wichtig ist, daß Sie immer die Absicht haben, Münzen aufzuheben, und beobachten, wie der Abstand zwischen Hand und Münze immer kleiner wird.

Sich mit dem Arm nach einem Ziel ausstrecken

Stellen Sie sich gelöst hin, und deuten Sie mit Arm, Hand und Fingern auf eine Deckenlampe, auf eine Türklinke, einen Balken oder irgend etwas anderes (→ Foto vordere Umschlaginnenseite). Denken Sie: »Das möchte ich erreichen«; strecken Sie aber den Arm dabei nicht wirklich aus. Nur Ihre Absicht soll einen unsichtbaren Arm und eine unsichtbare Hand zu der Stelle schicken. Drehen Sie mit dieser Phantomhand eine Glühbirne aus der Fassung im Lampenschirm, wischen Sie die Türklinke ab, putzen Sie ein Fenster.

Die Absicht »arbeitet vor«

Zum Schluß strecken Sie den Arm wirklich auf das Ziel hin. Versuchen Sie es körperlich zu erreichen, ohne sich jedoch von der Stelle zu bewegen, auf der Sie stehen. Dann üben Sie mit dem anderen Arm; schließlich benutzen Sie beide Arme für Ihre vorgestellte Tätigkeit. Beenden Sie die Übung, indem Sie die Arme locker hängen lassen und der Übung nachspüren.

Üben Sie mit beiden Armen

Die Beine verlängern

Für diese Übung brauchen Sie zwei Tennisbälle, die Sie sich vor dem Üben bereitlegen sollten.

Legen Sie die Bälle handbreit voneinander entfernt auf den Boden. Setzen Sie sich mit gestreckten Beinen so davor, daß Ihre Fersen aus einigem Abstand auf die Bälle weisen. Jetzt legen Sie sich in die Rückenlage (→ Foto Seite 3). Die Bälle liegen in der geraden Linie Ihrer gestreckten Beine.

Ihr Bein wird zu einem Fühler

Spüren Sie Ihr rechtes Bein, als ob es ein Fühler wäre, den Sie in den Raum ausstrecken. Wie weit reicht er hinaus? Stellen Sie sich dabei vor: Jenseits der Ferse ist noch Platz, und in der Verlängerungslinie des Beines liegt der Ball.

Die Beine verlängern:
Spüren Sie zunächst den Raum zwischen Ferse und Ball; dann bewegen Sie abwechselnd rechte und linke Ferse auf die Bälle zu.

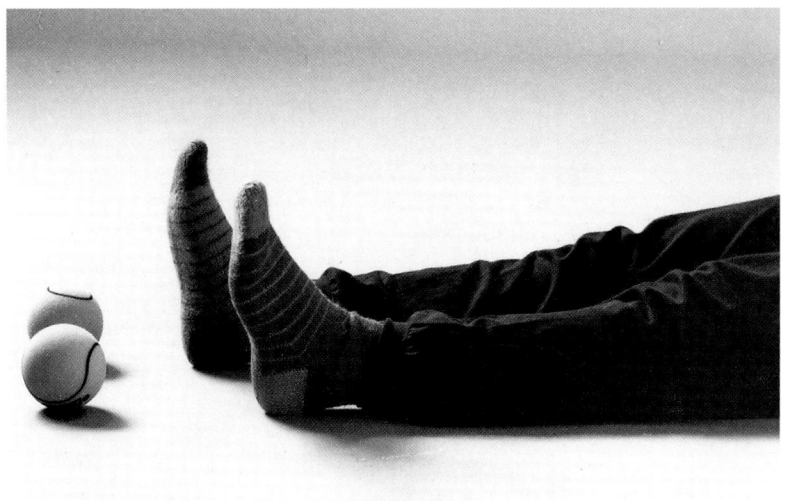

Beobachten Sie, was geschieht

Vorerst nur in der Vorstellung streben Sie mit der rechten Ferse zum Ball hin, als ob Sie ihn durch den Zwischenraum hindurch spüren wollten. Strecken Sie sich jetzt tatsächlich nach dem Ball aus – die Ferse bleibt am Boden und führt die Bewegung, allerdings ohne den Ehrgeiz, ihn tatsächlich zu erreichen (→ Foto oben). Dann lassen Sie locker und ruhen sich kurz aus. Strecken Sie Ihr Bein wieder in Richtung Ball und ruhen sich anschließend wieder aus. Wiederholen Sie dies mehrere Male. Beobachten Sie dabei, wie die Ferse das Bein und die Hüfte nach sich zieht, und was in der Wirbelsäule geschieht.
Führen Sie die Übung mit dem linken Bein durch. Erreichen Sie zunächst nur in der Vorstellung mit der linken Ferse den Ball; spüren Sie den Raum zwischen Ferse und Ball. Strecken Sie danach die linke Ferse tatsächlich in Intervallen in Richtung Ball, ohne aber den Ehrgeiz zu haben, ihn wirklich zu erreichen. Beobachten Sie wieder, was in Bein, Hüfte, Wirbelsäule durch dieses Strecken vor sich geht.

50

**Den Oberschen-
kel verlängern:**
Der Stock hilft
Ihnen, sich die
Verlängerung Ihres
Oberschenkels in
den Raum hinein
vorzustellen –
bewegen Sie
Oberschenkel und
Stock in alle mög-
lichen Richtungen.

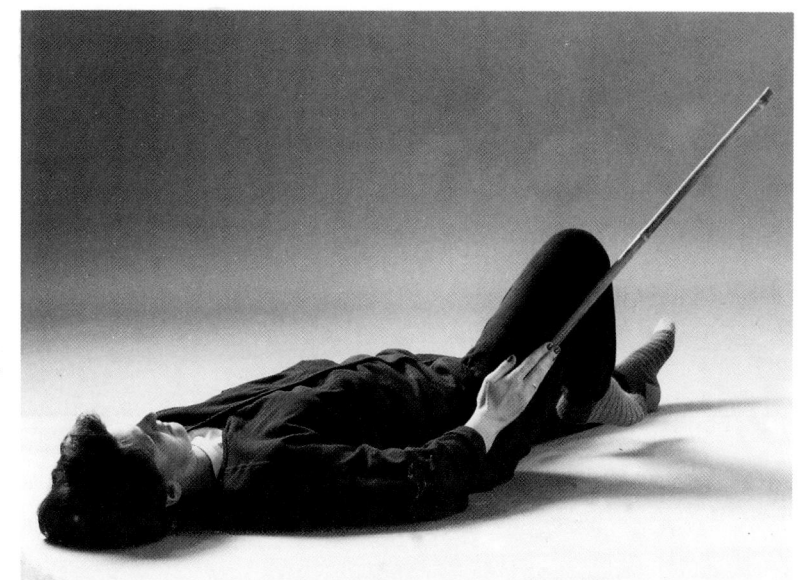

Dann dehnen Sie abwechselnd das rechte und das linke Bein zum Ball
hin. Beobachten Sie, wie sich Hüfte und Wirbelsäule mitbewegen;
üben Sie so lange, bis Sie im Rückgrat eine sanfte Schlängelbewegung
spüren.
Schließen Sie die Übung ab, indem Sie sich entspannen und der
Übung nachspüren.

Den Oberschenkel verlängern

Für diese Übung brauchen Sie einen Stock, den Sie sich vor dem Üben
bereitlegen sollten.

In Rückenlage   Legen Sie sich in die Rückenlage (→ Foto Seite 3). Das linke Bein ist
gestreckt, das rechte angewinkelt, der rechte Fuß steht auf dem Boden.
Legen Sie einen Stock längs an die Außenseite des rechten Oberschenkels. Er soll 20 bis 30 Zentimeter über das Knie hinausragen. Halten
Sie ihn mit der flachen Hand am Oberschenkel fest. Der Stock soll

Ihnen helfen, sich die Verlängerung des Oberschenkels vorzustellen. Ohne den Kopf vom Boden zu heben, schauen Sie auf das Ende des Stocks, der in den Raum hineinragt. Denken Sie sich: Diese Stelle will ich mit meinem Knie erreichen.

Alle Bewegungs-Möglichkeiten nutzen

Dann bewegen Sie das Knie im Raum umher. Benützen Sie alle Bewegungs-Möglichkeiten des Hüftgelenks. Den Fuß können Sie dabei auch vom Boden heben. So können Sie das Knie in alle beliebigen Richtungen bewegen (→ Foto Seite 51).
Setzen Sie den Fuß wieder auf den Boden und strecken das Bein. Vergleichen Sie jetzt rechte und linke Körperhälfte. Welche Unterschiede können Sie spüren?
Führen Sie die Übung anschließend in gleicher Weise mit dem linken Bein durch. Spüren Sie abschließend wieder nach, und vergleichen Sie die linke mit der rechten Körperseite.
Wenn es Ihnen vertrauter ist, sich den Oberschenkel verlängert und das Knie weit entfernt zu denken und zu bewegen, können Sie die Übung auch ohne Stock durchführen.

Übungen, um den Tonus zu senken

Die eigene Körperschwere spüren

Das Kennzeichen eines niedrigen Tonus ist die Gliederschwere, die von vielen Entspannungsmethoden auf verschiedene Weise angestrebt wird. In der Eutonie werden anders als zum Beispiel im Autogenen Training keine Suggestionen eingesetzt. Der Übende spürt einfach, wie schwer sein Körper auf dem Boden liegt und läßt das Schwere-Gefühl von selbst immer deutlicher werden.
Je deutlicher Sie spüren, wie fest und zuverlässig der Boden unter Ihnen ist, desto tiefer wird die Entspannung und das Gefühl der Gelassenheit.

In der Gewißheit, getragen zu werden

Unser Unterbewußtsein läßt nämlich Entspannung nur zu, wenn es spürt, daß etwas da ist, das uns auffängt und trägt. Das gilt für unser körperliches wie für unser seelisches Leben. Denn auch seelische Gelassenheit entsteht aus der Gewißheit, getragen zu werden und »festen Boden unter den Füßen zu haben«. Es ist aber wichtig, dies wirklich zu spüren, nicht nur zu denken.

Spüren, wie fest die Unterlage ist

Legen Sie sich in die Rückenlage (→ Foto Seite 3).
Spüren Sie, wo der Kopf aufliegt und wie fest und hart die Unterlage ist, auf die er drückt. Diese Empfindung von Festigkeit wird zwar ausgelöst durch den Druck, den Ihr Kopf ausübt; der Druck entspricht aber in gleicher Weise dem Gewicht, der Schwere Ihres Kopfes. Machen Sie sich diese Betrachtungsweise einmal bewußt.
Fühlen Sie, wo Rücken, Becken, Arme, Beine, Fersen aufliegen. Spüren Sie deren Gewicht, das sie an den Boden abgeben, der in vollkommen zuverlässiger Weise »reagiert« – sie nämlich trägt »ohne Wenn und Aber«. Erforschen und genießen Sie dieses Gefühl, solange es Ihnen gefällt.

Der Druck entspricht dem Gewicht

Schwere der Arme

Sie liegen in der Rückenlage (→ Foto Seite 3).
Nehmen Sie zunächst den festen, sicheren Boden wahr und alle Stellen Ihres Körpers, mit denen Sie aufliegen.
Heben Sie die rechte Hand ein wenig vom Boden ab; heben Sie aber nur die Hand, nicht den Unterarm. Spüren Sie, wie sich die Schwere-Empfindung in Ihrer Hand allmählich verstärkt. Jetzt senken Sie die Hand langsam und gleichmäßig wieder zum Boden – immer mit der Frage: Wie weit ist der Boden noch entfernt? Selbst wenn Sie spüren, daß die Hand den Boden schon berührt, bleiben Sie immer noch in der Vorstellung des Sinkens Ihrer Hand, bis Sie schließlich das Gefühl haben, Ihre Hand liegt mit ihrem ganzen Gewicht am Boden. Nur dadurch können Sie wahrnehmen, wie viele und welche Muskeln Sie beim Anheben angespannt haben.
Wiederholen Sie diesen Vorgang, indem Sie jetzt rechte Hand und rechten Unterarm ein wenig anheben und schließlich wieder langsam und gleichmäßig zum Boden sinken lassen.
Dann folgt das Abheben des ganzen Arms. Heben Sie zuerst den Ellenbogen ab, dann das Handgelenk, schließlich die Fingerspitzen. In umgekehrter Reihenfolge senken Sie den Arm wieder zum Boden. Spüren

Wie weit ist der Boden entfernt?

Sie alle Muskeln, die Sie dabei angespannt haben. Achten Sie immer darauf, wie weit der Arm noch vom Boden entfernt ist, auch wenn er ihn schon berührt, bis er vollständig aufliegt.

Führen Sie die Übung jetzt zuerst mit der linken Hand durch, dann mit dem ganzen linken Arm – wieder langsam anheben, die Verstärkung des Schwere-Gefühls deutlich wahrnehmen, die Hand oder den Arm langsam und gleichmäßig senken, dabei stets an die Entfernung zum Boden denken und alle Muskeln in Hand oder Arm spüren.

Anschließend üben Sie mit beiden Armen gleichzeitig.

Eine Variante

Eine Variante: Sie heben die Arme nicht wirklich, sondern halten an dem Punkt der Bewegung inne, an dem sich der Arm vom Boden entfernen würde. Trotzdem ist schon eine Anspannung entstanden, die Sie nach einiger Zeit wieder lösen.

Schwere der Beine

Sie liegen in der Rückenlage (→ Foto Seite 3).

Zuerst heben Sie nur das rechte oder linke Knie ein wenig vom Boden ab, die Ferse bleibt liegen. Wenn Sie in dem Bein ein deutliches Schwere-Gefühl wahrnehmen, senken Sie das Knie langsam und gleichmäßig wieder zum Boden – immer mit der Frage: Wie weit ist der Boden noch entfernt?

Dann heben Sie die Ferse leicht an und senken sie langsam wieder. Wiederholen Sie beide Vorgänge mit dem anderen Bein, schließlich mit beiden Beinen gleichzeitig.

Allein die Absicht spannt die Muskeln

Auch in dieser Übung können Sie die Variation des nur angedeuteten Hebens durchführen: Allein die Absicht, Ihr rechtes oder linkes Knie zu heben, spannt schon die Muskeln an; halten Sie diese Anspannung eine Weile, um sie nach einer Weile wieder zu lösen.

Geführte Bewegung der Arme

Stellen Sie sich gelöst und aufrecht hin. Heben Sie den rechten Arm nach oben, bis er senkrecht steht. Achten Sie darauf, daß Sie zu Beginn der Bewegung die rechte Schulter entspannt lassen. Senken Sie jetzt den Arm wieder langsam in gleichmäßigem Tempo. Senken Sie ihn bewußt bis zum letzten Augenblick, und lassen Sie ihn nicht zum

Schluß, kurz bevor er wieder locker nach unten hängt, plötzlich und achtlos los! Welche Empfindungen haben Sie in Ihrem Arm? Wie verändert sich der Einfluß der Schwerkraft, während Sie Ihren Arm senken? Fühlen Sie sich in alle Muskeln ein, die bei dieser Bewegung angespannt sind.

Empfinden Sie den Einfluß der Schwerkraft

Spüren Sie der Bewegung nach und führen sie anschließend mit dem linken Arm aus. Heben Sie den Arm senkrecht nach oben, lassen Sie ihn langsam und gleichmäßig wieder sinken.

Schließlich üben Sie mit beiden Armen gleichzeitig (→ Foto hintere Umschlaginnenseite).

Senken Sie den Arm oder die Arme jeweils mit der Einstellung: Ich streife mit den Fingerspitzen an Decke, Wand und Fußboden entlang, bis die Fingerspitzen auf eine Stelle neben meiner Ferse zeigen.

Diese Übung können Sie auch ausführen, indem Sie mit dem Einatmen die Arme heben, mit dem Ausatmen wieder langsam senken. Halten Sie aber nicht den Atem an.

Übungen für das Strecken gegen Widerstand

Unser Körper ist schon deshalb ein Wunderwerk, weil er einmal eine biegsame Kette und dann wieder ein fester, tragfähiger Stab sein kann. Weil er Kette ist, können wir uns bücken, beugen, hinhocken und ganz klein machen. Weil er Stab ist, können wir uns aufrichten und auch schweren Lasten standhalten, die er trägt und fortbewegt.

Die Frage, ob jemand eine gute Haltung hat, entscheidet sich daran, ob das Verhältnis Stab – Kette ausgewogen ist. Sind wir zu sehr Kette, wirken wir schlaff. Wir sind nicht tragfähig, können nicht richtig aufrecht stehen und sitzen. Sind wir zu sehr Stab, sind wir steif, unelastisch, verkrampft.

Im Spiel mit der Anziehungskraft

Die aufrechte Haltung – das Stab-Sein – muß sich im Spiel mit der Anziehungskraft der Erde bewähren. Diese Kraft ist doppelgesichtig. Einerseits zieht sie uns nach unten. Deshalb bringt sie den Körperstamm in Gefahr zusammenzusacken. Andererseits gibt uns die gleiche Kraft das Gefühl, festen Boden unter den Füßen zu haben, und schafft die Möglichkeit, die einzelnen Körperteile stabil aufeinanderzubauen. Wir geben die Festigkeit des Bodens vom jeweils unteren Körperteil an den nächst höheren weiter, und so haben wir an jeder Stelle den nötigen Gegenhalt, der es unserer Muskulatur möglich macht, den Körper ohne allzu viel Anstrengung aufrecht zu halten.

*Reflexe steuern
die Tätigkeit
der Muskeln*

Das Aufrichten des Körpers – das Strecken der Kette – sollten in der Regel Muskeln besorgen, deren Tätigkeit wir nicht spüren, weil sie von Reflexen gesteuert werden. Diese »Antischwerkraft-Muskeln« arbeiten etwas träge. Dafür sind sie verhältnismäßig ausdauernd. Problematisch wird die Haltung, wenn wir jene Muskeln benützen, deren Arbeit wir spüren können: die Bewegungsmuskeln. Dann strecken wir die Knie willkürlich durch, ziehen den Bauch ein, drücken die Brust heraus, ziehen die Schultern nach hinten und werfen den Kopf zurück. Diese Haltung ist anstrengend und unbequem, weil wir statt der Spezialisten ungelernte Hilfsarbeiter beschäftigen, denen die nötige Durchhaltekraft fehlt.

Die Mühelosigkeit, Gesundheit und Schönheit unserer Haltung hängt also weitgehend davon ab, ob unsere Reflexe funktionieren, ob wir sie zulassen, oder ob sie durch Fehlhaltungen, unangemessenen Einsatz der Bewegungsmuskulatur, Verkrampfungen und Verspannungen blockiert sind.

*Anspannung
blockiert
den Reflex*

Der Kniescheiben-Sehnen-Reflex würde zum Beispiel nicht funktionieren, wenn die Oberschenkelmuskulatur zu stark angespannt ist. Der Reflex darf nicht durch willkürliche Anspannung blockiert werden.

So beruht unsere Körperhaltung stets auf einem Zusammenspiel von Willen und Reflex. Wäre sie ausschließlich das Werk der Streckreflexe, könnten wir uns, sobald wir einmal stehen, nicht mehr hinsetzen oder bücken. Deshalb müssen wir es uns vornehmen, uns aufzurichten, uns zu bücken oder hinzusetzen.

Wenn wir allerdings unseren Willen zu stark einsetzen, zum Beispiel absichtlich den Brustkorb herausdrücken oder den Nacken steif machen, behindern wir die Reflexe.

Besser ist der Wille eingesetzt, wenn wir darauf achten, daß der Auslösereiz für einen Reflex zur richtigen Körperstelle kommt, und wir kein Hindernis in den Fluß der Reflexe legen.

Zum Beispiel wird der Reflex für das Aufrichten im Sitzen von den Sitz-beinhöckern her ausgelöst. Wer sich nun auf einen Stuhl mit schräg nach hinten abfallender Sitzfläche oder in einen weichen Klubsessel auf das Kreuzbein setzt, kann niemals hoffen, daß ihn seine Muskelreflexe aufrichten. Abgesehen davon, gibt das Sitzen mit krummer Wirbelsäule der Anziehungskraft der Erde viel mehr Ansatzpunkte. Dadurch wird der Energiebedarf für die Aufrichtung vervielfacht.

Abstoßen

Mit Hilfe der folgenden Übungen können Sie spüren lernen, auf welche Weise der Widerstand gegen unbewegliche Gegenstände – eine Wand beispielsweise – eine Kettenreaktion in unserer Muskulatur aus-löst, durch die unsere Gelenke gestreckt werden. Diese Reaktionen werden auch Aufrichtungs- oder Transportreflex genannt.

Es ist bei diesen Übungen wichtig zu bedenken, daß alle Bewegungen der Hüften und des Rückens deshalb entstehen sollen, weil Sie sich von der Wand oder vom Boden abstoßen, und nicht, weil Sie die Hüfte abheben wollen. Sie sollen den Reflex spüren lernen, den der Wider-stand in Ihrem Körper auslöst.

Bei diesen Übungen besteht immer die Gefahr, daß Sie beim Abstoßen die Luft anhalten, was sehr schädlich ist. Am besten ist es, wenn Sie beim Üben singen. Dann haben Sie auch eine Kontrolle, ob Sie sich wirklich mit den Füßen abstoßen oder sich mit den Bauchmuskeln hoch-ziehen – das würde bewirken, daß Ihre Stimme gequält klingt.

Manche machen bei diesen Abstoß-Experimenten den Fehler, alles möglichst entspannt durchführen zu wollen. Das ist ein Widerspruch.

Denn Abstoßen geht nur mit Muskelkraft, also durch Anspannung. Völlig entspannte Muskeln sind handlungsunfähig und melden durch Zittern und Schütteln, daß sie überfordert sind. Wenn Sie also in Ihren Muskeln ein Zittern beobachten, unterbrechen Sie die Übung sofort und ruhen sich aus. Dann entschließen Sie sich zu aktivem Einsatz und probieren die Übung noch einmal.

Abstoßübung an der Wand

Legen Sie sich in der Rückenlage (→ Foto Seite 3) so nah an eine
Wand oder eine Tür, daß Sie die Füße, hand- bis hüftbreit voneinander
entfernt, mit rechtwinklig gebeugten Hüft- und Kniegelenken darauf abstützen können.

Spüren Sie zunächst mit dem Rücken den Boden, mit den Füßen die
Wand oder die Tür. Drücken Sie jetzt mit den Füßen gegen die Wand,
als ob Sie sie wegdrücken wollten, und beobachten Sie, wie von
den Füßen aus eine Reaktion durch Ihren ganzen Körper geht. Da die
Wand unverrückbar ist, kehrt die Kraft, die Sie auf sie ausüben, augen-
blicklich in Ihren Körper zurück. Spüren Sie diese Kraft deutlich in all
Ihren Muskeln und Knochen.

*Die Füße
drücken gegen
die Wand*

Sobald Sie den Widerstand gegen die Wand aufgeben, kehrt die Kraft
wieder um und verläßt den Körper. Sie können sich dabei vorstellen,
daß die Energie durch Ihre Füße in die Wand fließt.

*Wie verläuft
der Kraftstrom?*

Drücken Sie abwechselnd nur mit einem Fuß. Wie verläuft der Kraftstrom jetzt? Was geschieht in der Wirbelsäule?

Zum Schluß nehmen Sie Ihre Füße von der Wand, strecken Ihre Beine
aus und spüren der Übung nach.

Abstoßen vom Boden

Legen Sie sich in die Rückenlage (→ Foto Seite 3). Das linke Bein ist
gestreckt, das rechte angewinkelt. Der rechte Fuß steht handbreit neben
dem linken Knie.

Spüren Sie mit dem rechten Fuß die Festigkeit des Bodens. Während
Sie ausatmen, drücken Sie mit dem Fuß auf den Boden. Dabei wird
sich die rechte Hüfte vom Boden abheben. Stoßen Sie sich mit dem Fuß
kräftig ab, bis das Hüftgelenk durchgestreckt ist. Die andere Hüfte sollte
nah am Boden bleiben. Halten Sie diese Stellung ein paar Sekunden
lang, ohne dabei die Luft anzuhalten.

*Verringern Sie
den Druck*

Verringern Sie den Druck Ihres Fußes, und senken Sie die Hüfte langsam und vorsichtig wieder zu Boden. Spüren Sie, wie die Energie
durch Ihren Fuß wieder in den Boden abfließt.

Nach einer kurzen Pause wiederholen Sie den Vorgang. Strecken Sie
das rechte Bein schließlich am Boden aus, und vergleichen Sie die

Abstoßen vom Boden:
Heben Sie Ihre Hüften nicht mit Hilfe Ihrer Bauchmuskeln an – drücken Sie vielmehr mit den Füßen kräftig auf den Boden, dadurch heben sich Ihre Hüften »wie von selbst«.

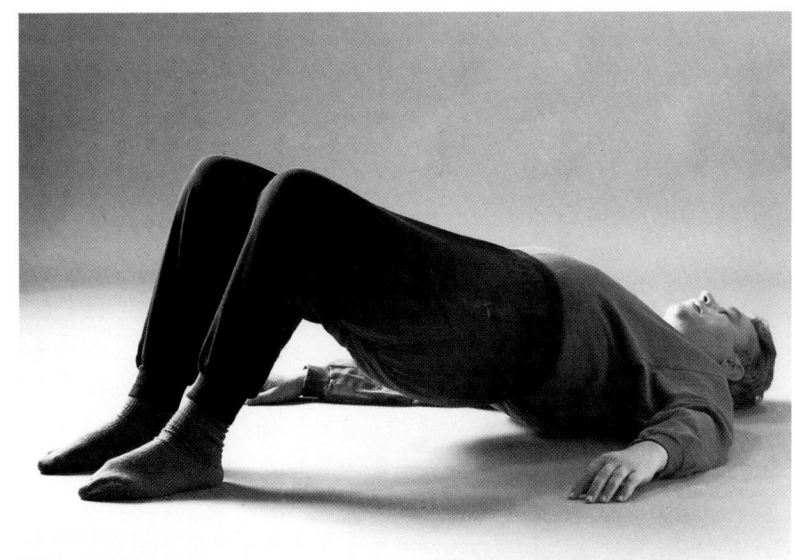

Spüren Sie den Unterschied?

beiden Körperseiten. Welche Veränderungen können Sie wahrnehmen? Fühlt sich die rechte Körperseite schwerer an als die linke? Empfinden Sie eine Seite als länger? Wie fühlen Sie den Fußboden?
Üben Sie in gleicher Weise mit dem linken Bein. Stoßen Sie sich mit dem aufgestellten linken Fuß ab, bis das linke Hüftgelenk gestreckt ist. Dann verringern Sie den Druck und senken die Hüfte wieder langsam zum Boden. Nehmen Sie die Energieveränderung deutlich wahr.
Dann winkeln Sie beide Beine an und stoßen sich mit beiden Füßen gleichzeitig ab (→ Foto oben). Sobald sich Ihre Hüften abheben und die Hüftgelenke durchgestreckt sind, können Sie abwechselnd den Druck vom rechten und vom linken Fuß etwas zurücknehmen. Dadurch wird in Ihrer Wirbelsäule eine leichte Schlängelbewegung entstehen. Nach einiger Zeit senken Sie Ihre Hüften wieder zum Boden, strecken die Beine aus und entspannen sich.

Stehen, Sitzen, Gehen

Im Folgenden möchte ich ein paar Übungsvorschläge für gutes Stehen, Sitzen und Gehen machen. Wir beginnen mit Übungen für die Füße. Sie sind das Fundament des Körpers. Wenn dieses Fundament nicht stabil ist, kann der ganze Bau nicht richtig stehen.

Drei Punkte auf der Fußsohle

Für gutes Stehen und Gehen sind drei Punkte auf der Fußsohle besonders wichtig: Fersenmitte, Großzehenwurzel und Kleinzehenwurzel. Wir können sie mit den Fußpunkten eines dreibeinigen Stativs vergleichen. Solch ein Stativ steht immer fest und kann nicht wackeln. Aber wenn die Schrauben locker werden, kann ein Bein weggleiten, und das Stativ bricht zusammen. Genauso ergeht es dem Fußgewölbe, wenn die Bänder und Muskeln des Fußes zu schwach werden. Dann gleitet die Großzehenwurzel nach vorne, das Fersenbein kippt nach innen, das Fußgewölbe senkt sich. Weil jetzt das Fundament schief steht, können alle höheren Teile nicht mehr sicher darauf ruhen und müssen von allen möglichen Muskeln, die gar nicht zum Halten bestimmt sind, festgehalten werden. Das ist eine Quelle vieler Beschwerden.

Quelle vieler Beschwerden

Die Füße aufwecken

Für diese Übung ziehen Sie bitte die Strümpfe aus.
Auf einem Stuhl sitzend, legen Sie den linken Unterschenkel auf den rechten Oberschenkel. Bearbeiten und drehen Sie den Fuß mit beiden Händen. Packen Sie dabei mit der rechten Hand die Ferse und mit der linken die Zehen. Lassen Sie den Fuß dabei völlig entspannt.
Biegen und kneten Sie den Fuß, als ob Sie eine alte, harte Schuhsohle wieder weich machen wollten. Massieren Sie auch die Zehen.
Stellen Sie den Fuß auf den Boden, besinnen Sie sich auf die folgenden drei Punkte auf der Fußsohle: Fersenmitte, Großzehenwurzel, Kleinzehenwurzel (→ Foto Seite 61); bringen Sie sie in guten Bodenkontakt.

Guter Kontakt zum Boden

Diese Punkte müssen fest auf dem Boden bleiben, während Sie mit Ihren Zehen leicht trommeln, sie auseinanderfächern, Kreise zeichnen.
Anschließend legen Sie den rechten Unterschenkel auf den linken Oberschenkel. Massieren den rechten Fuß ebenso ausgiebig wie den linken Fuß. Stellen Sie ihn danach auf den Boden, denken an die drei Punkte

Die Füße aufwecken: Kneten und massieren Sie den Fuß kräftig und ausgiebig. Wichtig für richtiges Gehen und Stehen sind die Stellen Großzehenwurzel, Kleinzehenwurzel und Fersenmitte.

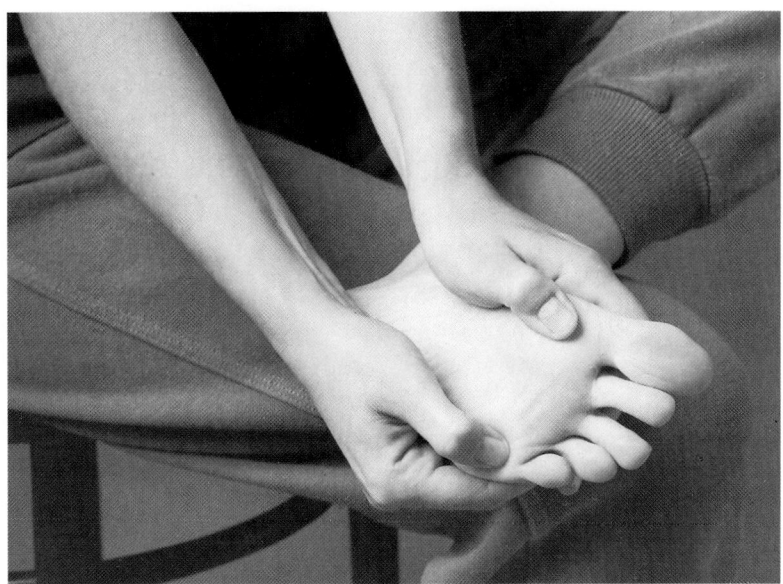

auf der Fußsohle und bewegen die Zehen in jeder möglichen Weise. Zum Schluß spüren Sie der Massage und den Bewegungen Ihrer Füße nach; fühlen Sie mit ihnen deutlich den Boden, auf dem sie stehen.

Das Fersenbein nach innen und außen kippen

Auf dem Stuhl sitzend, stellen Sie die Füße mit Fersenmitte, Großzehenwurzel und Kleinzehenwurzel auf den Boden. Spüren Sie gut den Kontakt. Lassen Sie das Fersenbein nach innen und nach außen kippen, und beobachten Sie, wie sich dabei die Großzehenwurzel erst nach vorne von der Ferse weg-, dann nach hinten auf die Ferse zubewegt. Nehmen Sie wahr, wie sich das Fußgewölbe erst senkt und dann wölbt.

Bewußte Muskelanspannung

Wenn Sie immer wieder versuchen, die drei Punkte zusammenzunehmen und mit bewußter Muskelanspannung das Fußgewölbe anzuheben, ist das nicht nur eine gute Übung für die Stabilität Ihrer Haltung; es kann Ihren ganzen Körper erfrischen.

61

Haben Sie einmal gelernt, diese drei wichtigen Fußpunkte und die Muskeln des Fußgewölbes zu spüren, und wie Sie das Sprunggelenk bewegen und das Fersenbein aufrichten können, werden Sie das Strecken gegen Widerstand auch im Stehen richtig ausführen. Denn ein aufrechtes Fersenbein und ein trainiertes Fußgewölbe sind Voraussetzung für den gut funktionierenden Streckreflex im Stehen.

Stehübung

Stellen Sie sich aufrecht hin; Kopf und Wirbelsäule sind gerade; die Arme hängen entspannt nach unten; die Füße stehen parallel und schulterbreit voneinander entfernt.

Kippen Sie zunächst die Fersenbeine beider Füße leicht nach rechts und nach links. Die Großzehenwurzeln bewegen sich dabei mit.

Spüren Sie sich in die drei Punkte (→ Seite 61) auf den Fußsohlen ein, nehmen Sie mit ihnen guten Kontakt zum Boden auf. Diese Punkte soll-

Stehübung:
Indem Sie Ihre Gesäßmuskulatur anspannen, richten sich Becken und Wirbelsäule auf (links); eine schlaffe Gesäßmuskulatur läßt Ihr Becken nach hinten kippen und krümmt Ihre Wirbelsäule (rechts).

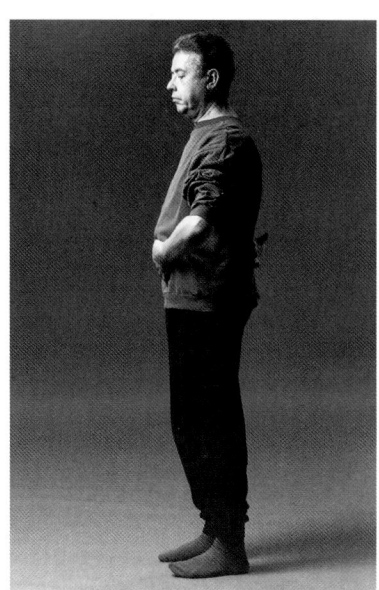
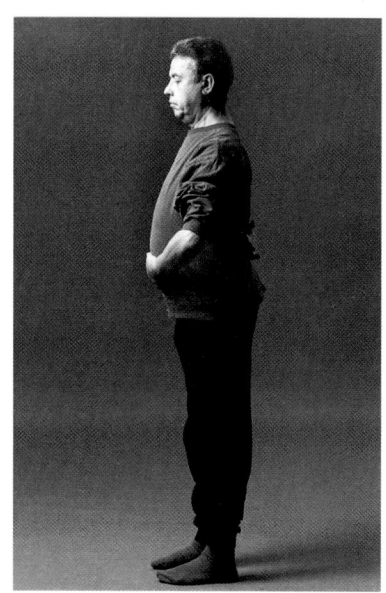

ten wie die Füße eines dreibeinigen Hockers »kleine Füße« unter Ihren Füßen sein, die sich im Boden verwurzeln. Die meiste Last Ihres Körpers liegt dabei auf den Fersen; hauptsächlich dort spüren Sie über die Beine Ihr Gewicht.

Versuchen Sie, die drei Punkte näher zusammenzubringen. Dabei heben Sie die Fußgewölbe an, als ob Sie jemandem Gelegenheit geben wollten, kleine Kugeln in das Gewölbe zu rollen. Krallen Sie aber nicht die Zehen in den Boden, sondern halten Sie sie möglichst entspannt. Lassen Sie die Kniegelenke locker, so daß die Beine gerade, aber nicht starr durchgedrückt sind.

Die Gesäßmuskulatur ist leicht angespannt. Drücken Sie Ihr Gesäß in der Vorstellung die Rückseite der Oberschenkel entlang etwas nach unten. Dadurch werden die Hüftgelenke gestreckt, die Bauchdecke strafft sich, und das Becken stellt sich gerade. So wird es zu einem sicheren Fundament für den Oberkörper.

Legen Sie eine Hand auf den Bauch, den Handrücken der anderen Hand auf das Kreuz. Spannen Sie mehrmals die Gesäßmuskulatur an und lassen sie wieder los. Beobachten Sie, wie dadurch das Becken gekippt wird und sich auch die Bauchdecke anspannt beziehungsweise entspannt (→ Fotos Seite 62).

Eine straffe Gesäßmuskulatur ist außerordentlich wichtig. Dieser Muskulatur verdanken wir nämlich unsere aufrechte Haltung. Wenn wir sie vernachlässigen oder uns durch falsch verstandene Entspannung verleiten lassen, sie schlaff zu machen, werden sich die Kniescheiben einander zuwenden, die Fußgewölbe senken sich, das Becken kippt vor, das Hohlkreuz verstärkt sich. Probieren Sie dies ruhig einmal aus, um den Unterschied zu richtigem Stehen zu erfahren.

Wir stehen zwar mit den Füßen auf dem Boden und bauen von ihnen aus unsere Haltung auf. Unser Leib ist aber kein Gebäude aus leblosen Steinen, die miteinander nichts zu tun haben. Unsere Bausteine stehen in ständigem Austausch und können sich gegenseitig helfen, aber auch behindern. Wegen der lebendigen Beziehung aller Teile mit allen anderen kann der Aufrichtungsreflex von jeder Stelle unserer Längsachse her ausgelöst werden. Wir versuchen es jetzt vom Scheitel aus, der höchsten Stelle unseres Kopfes und lotrechten Verlängerung unserer Wirbelsäule.

Ein Buch auf dem Scheitel

Stehen Sie möglichst aufrecht, ohne aber Kreuz und Brustkorb anzuspannen. Verankern Sie sich mit Ihren Füßen im Boden.
Legen Sie jetzt ein dünnes Buch auf den Scheitel. Spüren Sie sein Gewicht, und stellen Sie sich vor, es in Richtung Zimmerdecke zu heben; gleichzeitig nehmen Sie den Widerstand wahr, den der Boden auf Sie ausübt. Spüren Sie, wie sich dabei der Nacken sanft dehnt. Beobachten Sie vor allem, wie sich bei der Dehnung des Nackens auch der Brustkorb wölbt. Fühlen Sie sich in diese Dehnung ein.

Spüren Sie die Dehnung

Das Gefühl, Widerstand gegen den Boden auszuüben, kann sich verstärken, wenn Sie zusätzlich einen Gegenstand unter den rechten oder linken Fuß legen und ihn in den Boden hineinzudrücken versuchen (→ Foto links).

Ein Buch auf dem Scheitel: Sie können den Streckreflex deutlich spüren, wenn Sie ein Buch auf Ihren Scheitel legen; ein Stock unter dem rechten oder linken Fuß verstärkt diese Wirkung.

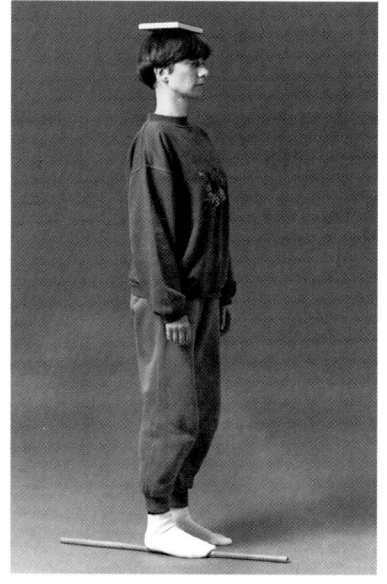

Legen Sie den Stock zwischen Ihre parallel gestellten Füße. Stellen Sie sich mit dem rechten Fuß auf den Stock, ohne ihn zu belasten – der linke Fuß trägt Ihr ganzes Gewicht. Erinnern Sie sich: Ihr Fersenbein ist aufrecht, das Fußgewölbe leicht angehoben. Der rechte Fuß steht ganz leicht auf dem Stock. Spüren Sie, wie hart und dick der Stock ist; spüren Sie durch ihn hindurch den Boden.
Übergeben Sie nun Ihr Gewicht dem rechten Fuß. Tun Sie so, als ob Sie den Stock in den Boden hineindrücken wollten. Bleiben

Sie dabei möglichst aufrecht und locker, damit Sie die Reaktionen gut wahrnehmen können.

Beobachten Sie, wie sich durch den Widerstand gegen den Boden Kniegelenk und Hüftgelenk automatisch durchstrecken. Ohne zusammenzusacken, geben Sie Ihr Gewicht durch den Stock hindurch immer mehr an den Boden ab. Spüren Sie seine Festigkeit. Je mehr Sie Ihr Gewicht auf den Boden einwirken lassen, desto deutlicher können Sie die aufrichtende Kraft spüren, die von unten nach oben auf Ihren Körper einwirkt.

Fühlen Sie sich ein

Nehmen Sie den rechten Fuß vom Stock und setzen den linken darauf, zunächst ohne ihn zu belasten. Fühlen Sie sich in den Stock ein; spüren Sie seine Beschaffenheit, nehmen Sie durch ihn den Boden wahr, seine Festigkeit und Härte. Stellen Sie sich jetzt auf den linken Fuß, und geben Sie mehr und mehr Ihr Gewicht durch den Stock hindurch an den Boden ab. Fühlen Sie wieder die aufrichtende Kraft, die sich durch den zunehmenden Druck auf den Boden automatisch einstellt.

Nehmen Sie den linken Fuß vom Stock und das Buch vom Kopf, und spüren Sie nach.

Widerstand gegen den Boden ohne Stock

Stehen Sie aufrecht und locker. Spüren Sie mit beiden Füßen die Festigkeit und den Widerstand des Bodens. Denken Sie: Der Boden trägt die Füße, die Füße die Beine, die Beine das Becken, das Becken die Wirbelsäule, die Wirbelsäule den Kopf. Spannen Sie die Gesäßmuskulatur an, und schieben Sie gewissermaßen das Gesäß an der Rückseite der Oberschenkel etwas nach unten.

Zwei Seiten der Schwerkraft

Mutter Erde, die Ihnen den Halt zum Aufrichten gibt, möchte Sie auch nach unten ziehen, Sie klein machen. Widerstehen Sie ihr. Teilen Sie ihr mit den Füßen mit, daß Sie sich von ihr nicht wehrlos nach unten ziehen lassen. Was beobachten Sie dabei in Hüftgelenken, Bauch, Brustkorb?

Aufrichten im Sitzen

Setzen Sie sich auf einen Hocker oder Stuhl mit waagerechter Sitzfläche. Die Knie dürfen nicht höher sein als die Hüftgelenke. Paßt die

**Aufrichten
im Sitzen:**
Wenn Sie Ihre
Hände unter das
Gesäß schieben,
können Sie die
Sitzbeinhöcker
deutlich spüren –
von ihnen aus wird
der Aufrichtungs-
reflex für den
Oberkörper aus-
gelöst.

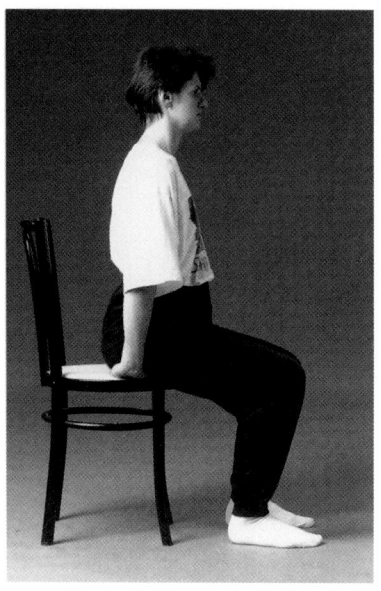

Höhe, können Sie die Füße flach
auf den Boden stellen. Knie und
Füße sind hüftbreit voneinander
entfernt. Ist der Sitz zu niedrig,
korrigieren Sie die Höhe mit einer
zusammengefalteten Decke, oder
Sie kreuzen die Unterschenkel und
lassen die Knie seitwärts hängen.
Spüren Sie, wie die Sitzbeinhök-
ker auf den Stuhl drücken. Wenn
Sie möchten und keine zu emp-
findlichen Fingergelenke haben,
können Sie Ihre Hände unter das
Gesäß schieben und durch den
Muskel hindurch die harten Knochen spüren (⟶ Foto links).
Die Sitzbeinhöcker sind geformt
wie die Kufen eines Schaukel-
pferdes, auf denen Sie vor- und
zurückschaukeln können. Tun Sie
es. Dabei kommen Sie einmal ins Hohlkreuz, dann wieder bekommen
Sie einen krummen Rücken. Wenn Sie einige Male hin- und hergewippt
sind, kommen Sie in einer Haltung zur Ruhe, in der Ihr Becken ein wenig nach vorne gekippt ist.
Überlassen Sie Ihr Gewicht mit aufrechtem Körperstamm immer mehr

*Spüren Sie
den Widerstand*

dem Sitz. Spüren Sie den Widerstand, den der Stuhl Ihrem Gewicht
entgegensetzt. Verstärken Sie diesen Widerstand willentlich, machen
Sie sich schwerer und schwerer, bis Sie deutlich im Becken einen Aufrichtungsreflex spüren. Sobald Sie diesen Reflex spüren, streben Sie
gleichzeitig mit dem Scheitel zur Zimmerdecke.
Denken Sie daran, daß Ihnen Stuhlbeine und Sitz die Festigkeit des
Bodens vermitteln und Ihnen jenen Halt bieten, den Sie zum Aufrichten
brauchen. Beugen Sie den Oberkörper etwas nach vorne, bis Sie das
Gefühl haben, aufrecht auf Ihrem Becken zu ruhen. So werden Sie mühelos aufrecht sitzen können.

66

Es ist wichtig zu wissen: Eine aufrechte Sitzhaltung fühlt sich subjektiv so an, als ob die Linie, die von unten nach oben gerade durch den Körper verläuft, etwas schräg nach vorne oben geneigt wäre.

Ist die aufrechte Sitzhaltung einmal eingeübt, erscheint sie keineswegs mehr unbequem und anstrengend. Im Gegenteil: Sie ist für Herz, Atmung und Verdauung so gut, daß Sie sich nicht mehr wohl fühlen, wenn Sie zusammengesackt sitzen.

Sollte dies einmal passieren, raffen Sie sich nicht gedankenlos auf, indem Sie sich irgendwie hochreißen, ins Hohlkreuz gehen, den Brustkorb herausdrücken oder die Schultern hoch- oder zurückziehen. Nehmen Sie zuerst mit den Sitzbeinhöckern Kontakt zum Stuhl auf, geben Sie Widerstand, und lassen Sie den Scheitel zur Zimmerdecke streben.

Schwanken im Stehen und Sitzen

Durch ein Vor- und Zurückschwanken des aufrecht stehenden Körpers wird der Aufrichtungsreflex stark gefordert und gefördert. Denn es ist ja seine Aufgabe, uns vor dem Umfallen zu schützen. Wenn wir uns in die Gefahr des Umfallens bringen, spüren wir besonders stark, wie dieser Reflex arbeitet.

Stehen Sie zunächst entspannt aufrecht, und fühlen Sie sich mit Ihren Füßen in den Boden ein.

Lassen Sie jetzt den Körper wie einen Baum im Wind nach vorne, hinten, rechts und links schwanken. Der Drehpunkt ist bei den Fußknöcheln. Spüren Sie alle Muskel-Reaktionen, die in Ihrem Körper vor sich gehen. Übertreiben Sie ruhig ein wenig, und schwanken Sie heftiger. Beobach-

ten Sie die Reaktionen Ihrer Reflexe; lassen Sie sie zu.

Nachdem Sie eine Weile hin- und hergeschwankt sind, kommen Sie allmählich zur Ruhe. Schließen Sie die Augen, und spüren Sie Ihren Bewegungen nach. Wie fühlen Sie Ihren Körper? Wie nehmen Sie den Boden unter Ihren Füßen wahr?

Diese Übung können Sie auch im Sitzen ausführen. Sitzen Sie aufrecht auf den Sitzbeinhöckern, und lassen Sie den geraden Oberkörper vor und zurück schwanken. Spüren Sie, wie beim Rückwärts-Schwanken die Bauchmuskeln reagieren, um Sie vor dem Umfallen zu schützen? Wie verhält sich Ihre Rückenmuskulatur, wenn Sie nach vorne schwanken?

Spüren Sie deutlich, was geschieht. Allmählich kommen Sie wieder zur Ruhe und ruhen sich aus. Bleiben Sie mit Ihrer Aufmerksamkeit noch bei Ihrem Oberkörper, bei Ihrem Becken, bei Ihrem Gesäß auf der Sitzfläche, und spüren Sie den Bewegungen nach.

Anwendung des Transportreflexes auf das Gehen

Wenn wir gehen, trägt uns immer nur ein Fuß, während der andere vorschwingt. Unser Fundament halbiert sich beim Gehen also. Damit wir auf einem Bein immer noch sicher stehen, müssen wir jetzt besonders gut auf Fersenbein und Fußgewölbe achten.

Aufmerksam gehen

Stehen Sie aufrecht und locker. Spüren Sie mit beiden Füßen die Festigkeit des Bodens. Verlagern Sie das Gewicht auf den rechten Fuß. Verstärken Sie dort den Widerstand gegen den Boden, als ob Sie sich abstoßen wollten. Das bewirkt, daß sich die linke Hüfte etwas hebt. Schwingen Sie jetzt das linke Bein nach vorne. Das Gewicht bleibt auf dem Standbein, bis die linke Ferse sicher Fuß gefaßt hat. Lassen Sie nacheinander die Kleinzehenwurzel und die Großzehenwurzel des linken Fußes den Boden berühren. Die Reihenfolge der Berührungspunkte – Ferse, Kleinzehenwurzel, Großzehenwurzel – sollten Sie bewußt einhalten. Dadurch werden die Muskeln, die das Fußgewölbe halten, angeregt, und Ihre Haltung bleibt beim Gehen stabil.

Sie werden bemerken, daß sich Ihre Füße sehr beleben, wenn Sie beim Gehen die Zehen in den Schuhen kräftig bewegen.
Nachdem Sie den linken Fuß vollständig aufgesetzt haben, verlagern Sie Ihr Gewicht auf diesen Fuß und schwingen mit dem rechten Bein nach vorne. Lassen Sie zunächst wieder die rechte Ferse sicher am Boden ankommen, bevor Sie Kleinzehen- und Großzehenwurzel aufsetzen. Schließlich bringen Sie Ihr Gewicht vollständig auf den rechten Fuß. Gehen Sie in diese Weise einige Schritte, und beobachten Sie aufmerksam, was in Ihrem Körper geschieht. Besinnen Sie sich zwischendurch auch auf die Festigkeit des Bodens und auf den Widerstand, den er Ihrem Gewicht entgegensetzt.

Es läßt sich gar nicht oft genug darauf hinweisen, beim Gehen zunächst auf dem Standbein stehen zu bleiben, bis der Fuß, der nach vorne strebt, sicheren Halt gefunden hat. Dies ist eigentlich selbstverständlich. Denn wir müßten schweben können, wenn wir auf den Halt des Standbeins verzichten wollten. Trotzdem gibt es viele Menschen, die solch eine Selbstverständlichkeit nicht wissen und beachten. Wenn Sie ihnen einmal zusehen, werden Sie beobachten können, daß sie eigentlich nicht gehen, sondern von einem Fuß auf den anderen fallen. Solche Menschen lösen in ihrer Wohnung mit jedem Schritt ein Erdbeben aus, das die Möbel wackeln und die Fenster klirren läßt.

*Eine Selbst-
verständlichkeit*

Vom Stuhl aufstehen

Für viele Menschen ist es mühsam, vom Stuhl aufzustehen, weil sie den Streckreflex nicht benützen. Sie drücken mit den Füßen auf den Boden, längst bevor ihr Schwerpunkt über den Füßen ist. Dies vereitelt den Reflex geradezu und macht das Aufstehen zu einer für die Gelenke ungesunden Aktion. Zudem halten viele Menschen dabei auch die Luft an.

**Aufstehen
vom Stuhl:**
Ihre Beine strecken
sich »wie von
selbst«, wenn Sie
den Oberkörper
nach vorne neigen
und Ihren Schwer-
punkt über Ihre
Füße bringen.

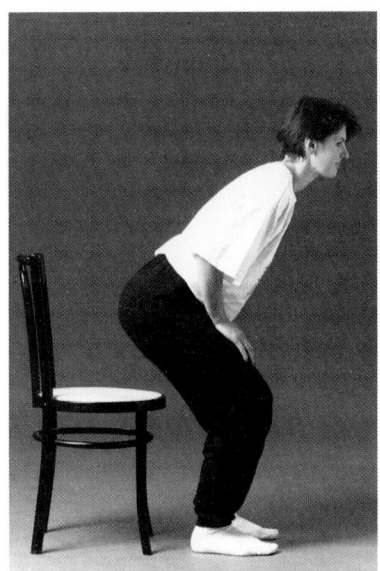

Aufstehen vom Stuhl
Setzen Sie sich auf einen Stuhl, und rutschen Sie mit den Sitzbeinhöckern bis an den Rand der Sitzfläche. Nehmen Sie die Füße bis auf die gleiche Höhe zurück. Jetzt lassen Sie den geraden Oberkörper nach vorne schwingen, als ob Sie die Absicht hätten, vorne vom Stuhl zu fallen (→ Foto links). Mit diesem Vorwärtsschwung kommt der

Schwerpunkt Ihres Körpers über die Füße, und die Beine strecken sich wie von selbst. In keinem Augenblick sollen Sie dabei mit den Füßen absichtlich auf den Boden drücken. Scheuen Sie sich nicht, sich immer auf diese Weise von einem Stuhl zu erheben.

Treppensteigen

Das Prinzip des Aufstehens vom Stuhl können Sie übrigens auch beim Treppensteigen anwenden.

Stellen Sie sich vor eine Treppe und setzen einen Fuß auf die erste Stufe. Drücken Sie mit diesem Fuß nicht auf die Stufe, sondern lassen Sie den Oberkörper nach vorne in Richtung Treppe schwingen, als ob Sie über den Fuß auf die Treppe fallen wollten. An einem bestimmten Punkt der Bewegung wird sich das Bein von selbst durchstrecken.

Krafttransport durch die gestreckte Wirbelsäule

Wenn das Rückgrat gut gestreckt ist, wird jede Last, die Sie tragen, über Becken und Beine zum Boden weitergeleitet und von ihm getragen. Ist das Rückgrat jedoch verbogen, wird es überlastet. Es reicht zum Beispiel schon, den Kopf hängen zu lassen, um dem fünften Halswirbel das Dreifache von dem zuzumuten, was er bei aufrecht gehaltenem Kopf tragen muß. Denn was außerhalb der Senkrechten steht, wird zum Angriffspunkt der Schwerkraft. Diese Kraft, die bewirkt, daß wir in uns ruhen, weil die jeweils tieferen Körperteile die höheren tragen, wird dann zu unserem »Feind«. Sie beugt uns immer mehr, und Muskeln, die gar nicht dafür bestimmt sind, müssen Schwerarbeit leisten.

Wirkungen der Schwerkraft

Achten Sie bei den folgenden Übungen darauf, daß die Haltung von Wirbelsäule und Rumpf immer gleich aufrecht bleibt; so können Sie spüren, wie Ihr ganzer Körper bis hinunter zu den Fußsohlen beteiligt ist, wenn Sie zum Beispiel etwas in der Hand tragen. Gleichzeitig kräftigen Sie die Muskulatur, die den Rücken streckt.

Ein Tablett herumreichen

Stellen Sie sich aufrecht hin. Auf der flachen rechten oder linken Hand halten Sie ein dickes Buch oder einen anderen gewichtigen Gegenstand. Der Unterarm ist waagerecht, die Schultern sind entspannt. Der Körperstamm ist aufrecht und fest. Wiegen Sie das Buch in der Hand, als ob Sie wissen wollten, wie schwer es ist. Dieses wiegende Halten bereitet bereits die Wohlspannung vor.

Wiegendes Halten

Bewegen Sie jetzt die Hand mit dem Buch von sich weg, bewegen Sie es in alle möglichen Richtungen, als ob Sie ein Tablett herumreichen würden. Außer Ihrem Arm bewegt sich dabei nichts.

Achten Sie darauf, daß Ihre Schultern stets entspannt bleiben. Das Schultern-Hochziehen ist außerordentlich schädlich, weil dabei verhältnismäßig schwache Muskeln etwas bewältigen müssen, was eigentlich Aufgabe der starken Rückenmuskeln ist. Die Folgen sind schmerzhafte Verspannungen der Schultermuskulatur.

Je sorgfältiger Sie im Alltag auf die Stabilität des gestreckten Rumpfes achten und vor allem die Schultern entspannt lassen, während sie mit Händen und Armen arbeiten, desto besser werden Sie den Krafttransport vom Boden aus nutzen und Schmerzen vermeiden können.

Anwendung im Alltag

Das Prinzip dieser Übung (Wirbelsäule gestreckt, Schultern entspannt) können Sie im Alltag bei vielen Gelegenheiten anwenden. Wenn Sie dies konsequent tun, werden Sie bald spüren, daß Sie sehr viel Kraft sparen.

• Wäsche aufhängen: Rücken gerade, Arme heben sich, Schultern bleiben unten;

• für Lehrer, die an der Tafel schreiben: Achten Sie darauf, daß Sie nicht zuerst die Schultern heben und danach die Hand, mit der Sie schreiben wollen;

• schreiben mit der Schreibmaschine: gut mit den Sitzbeinhöckern Kontakt zum Stuhl aufnehmen und Schultern unten lassen.

• beim Kochen umrühren: Die Hände tun die Arbeit, die Schultern bleiben in Ruhe.

Lasten vom Boden aufheben

Wenn Sie eine Last vom Boden aufheben wollen, achten Sie unbedingt darauf, daß Ihre Wirbelsäule gerade bleibt. Gleichgültig, ob die Last auf der Seite oder vor Ihnen steht, gehen Sie zuerst mit gerader Wirbelsäule in die Knie, fassen die Last und bringen diese möglichst nahe an den Körper. Dann heben Sie die Last an, indem Sie die Beine durch-

Mit gerader Wirbelsäule

strecken. Dabei sollten Körper und Last in möglichst senkrechter Linie über den Füßen bleiben.

Schieben und Ziehen

Immer, wenn Sie etwas schieben oder ziehen (zum Beispiel den Staubsauger), nehmen Sie zunächst mit den Füßen gut Kontakt zum Boden auf; suchen Sie mit den Füßen sicheren Halt beim Boden. Dabei muß der Rücken gestreckt, aber nicht unbedingt senkrecht bleiben. Dann lassen Sie die Bewegung bei den Füßen beginnen.

Wenn Sie mit dem Staubsauger, an einem niedrigen Tisch oder Waschbecken arbeiten und sich bücken müssen, können Sie den Rücken trotzdem gerade halten, indem Sie einen Fuß etwas vorstellen. Vorbeugen mit nebeneinanderstehenden Füßen ist Gift für Ihren Rücken, weil Sie dadurch die Wirbelsäule verbiegen. Wenn Sie den Rücken dabei auch noch drehen, können Sie sich schlimme Rückenschmerzen einhandeln.

Einen Fuß vorstellen

Eine Übung im Alltag: Autofahren

Es ist Ihrer eigenen Phantasie und Experimentierfreude überlassen, wie Sie die Prinzipien der Eutonie auf den Alltag übertragen wollen. Ich will als Beispiel das Autofahren beschreiben, das gewöhnlich vielen Menschen Verkrampfung und Erschöpfung einbringt, weil sie sich selbst nicht wahrnehmen, nicht spüren, was sie anfassen, und keinen Kontakt zum Fahrzeug haben.

Anwendung alles Gelernten

Die folgende Übung ist eine Anwendung all dessen, was ich Ihnen in diesem Buch vermitteln wollte. Nur machen Sie jetzt alles gleichzeitig. Diese Gleichzeitigkeit sollten Sie aber nicht wörtlich verstehen, als ob Sie zugleich an Haut und Innenraum und Fühlsphäre und Kontakt und Widerstand denken müßten. Sie werden vielmehr Ihre Aufmerksamkeit schweifen lassen, einmal auf dieses, dann auf jenes achten – wie ein Techniker, der eine Apparatur überwacht.

Sobald Sie sich ins Auto gesetzt haben, schauen Sie sich um und erfassen mit Ihrer Aufmerksamkeit den ganzen Raum. Nehmen Sie zu diesem

Raum Kontakt auf. Denken Sie: Dieser Raum gehört mir, ich erfülle ihn. Nehmen Sie mit Rücken und Gesäß Kontakt auf zum Sitz. Spüren Sie seine Festigkeit, den Halt, den er Ihrem Rücken bietet. Sollte der Sitz so weich oder so gebaut sein, daß zwischen Becken und Wirbelsäule ein Knick entsteht, sollten Sie ein Buch oder ein festes Kissen unterlegen, das dieses Umkippen des Beckens verhindert. Fühlen Sie sich mit den Füßen in die Pedale ein.

Fahren Sie los

Jetzt fahren Sie los. Spüren Sie einfühlsam, wieviel Widerstand das Lenkrad Ihren Bewegungen entgegensetzt.

Wenn Sie in die Linkskurve fahren, spüren Sie, wie sich der rechte Sitzhöcker gegen den Sitz drückt, wie von dort aus eine Bewegung durch die Wirbelsäule geht. In der Rechtskurve ist es umgekehrt. Widerstehen Sie diesen Bewegungen nicht.

Es kann allmählich das Gefühl entstehen, daß Sie und das Fahrzeug eins sind, vielleicht fühlen Sie auch, wie die Räder die Straße berühren. Jetzt bewegen Sie sich wirklich mit dem Auto vorwärts. Sie bauen keine Spannung auf und sind nicht mehr erschöpft, wenn Sie ankommen.

Während der Fahrt

Während der Fahrt können Sie immer wieder einmal an den Kontakt des Rückens mit dem Sitz, der Hände mit dem Lenkrad, an Ihren Körperraum denken. Das lenkt keineswegs vom Verkehr ab. Wahrscheinlich werden Sie auch beobachten, daß Sie jetzt die Geschwindigkeit viel besser dem Verkehr anpassen.

Bis Sie dies alles können, müssen Sie nicht jahrelang üben. Ich erinnere mich an einen Berufskraftfahrer, der nur fünf Übungsstunden in Eutonie mitmachte, aber das Gelernte sofort anzuwenden versuchte. Er erzählte mir, daß er seitdem seine langen Autofahrten nicht mehr als Strapaze empfindet.

Ein Wort zum Schluß

Die Experimente und Übungen, die ich in diesem Buch beschrieben habe, sind eine Auswahl von Möglichkeiten, die Sie gefahrlos alleine durchführen können. Ich habe zu erklären versucht, was Sie mit Hilfe der einzelnen Übungen erreichen können, und welche Ursachen die beschriebenen Wirkungen haben. Wenn mir dies gelungen ist, werden Sie selbst experimentieren und eigene Übungen erfinden können.

Experimentieren Sie selbst

Sie sollten bedenken, daß Eutonie nichts Fremdes und Aufgezwungenes ist. Sie ist ein ursprünglicher, natürlicher Zustand, der nur durch viele schädliche Einflüsse beschädigt wurde. Alles, was Sie beim Üben tun – das Tasten, das Bewußtmachen des Körpers und des Körperraums, das selbstverständliche Kontaktaufnehmen und Fühlen, das richtige Empfinden und Umgehen mit Widerständen – gleicht nur der Entdeckung verlorengegangener Schätze. Wenn Sie sie wieder ohne ausdrücklichen Willensentschluß nutzen können, sind Tennisbälle, Bambusstöcke und auch dieses Buch überflüssig geworden.

Für Körper und Seele

Immer mehr Menschen interessieren sich für Naturmedizin. Denn natürliche Heilmethoden stärken die Selbstheilungskräfte und ermöglichen eine schonende und trotzdem wirksame Behandlung. Die Reihe **Ratgeber Naturmedizin**, geschrieben von erfahrenen Ärzten und Therapeuten, stellt anerkannte Naturheilverfahren und bewährte Hausmittel für die Selbsthilfe vor.

Gesundsein bedeutet aber auch, daß Körper, Geist und Seele in Einklang sind. Die Reihe **Ganzheitlich leben** zeigt Wege und Methoden, die zu Gelassenheit, Kraft, Energie und letztlich zu Harmonie mit sich selbst führen.

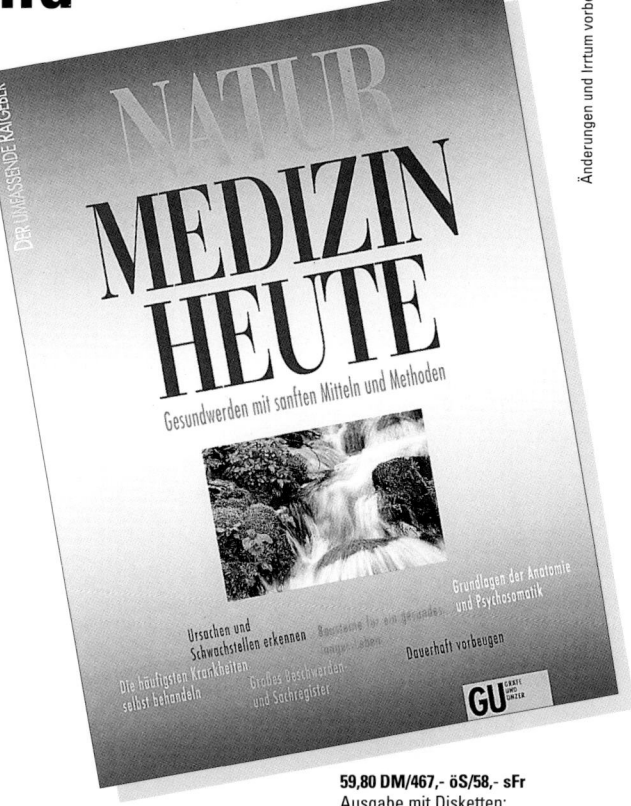

59,80 DM/467,- öS/58,- sFr
Ausgabe mit Disketten:
98,- DM/765,- öS/92,- sFr

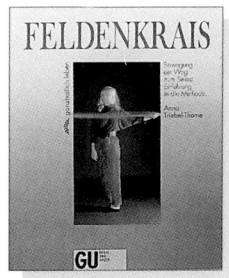

19,80 DM/155,- öS/19,80 sFr

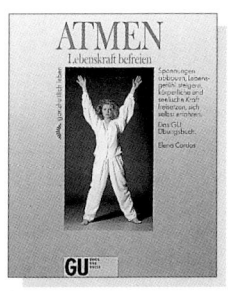

19,80 DM/155,- öS/19,80 sFr

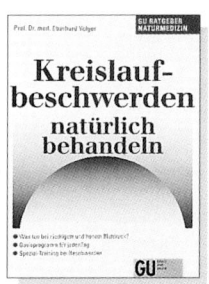

19,80 DM/155,- öS/19,80 sFr

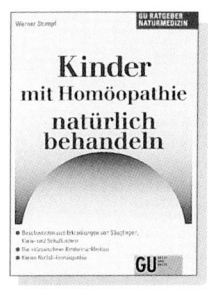

19,80 DM/155,- öS/19,80 sFr

Mehr draus machen. Mit GU.

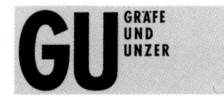

Zum Nachschlagen

Sachregister

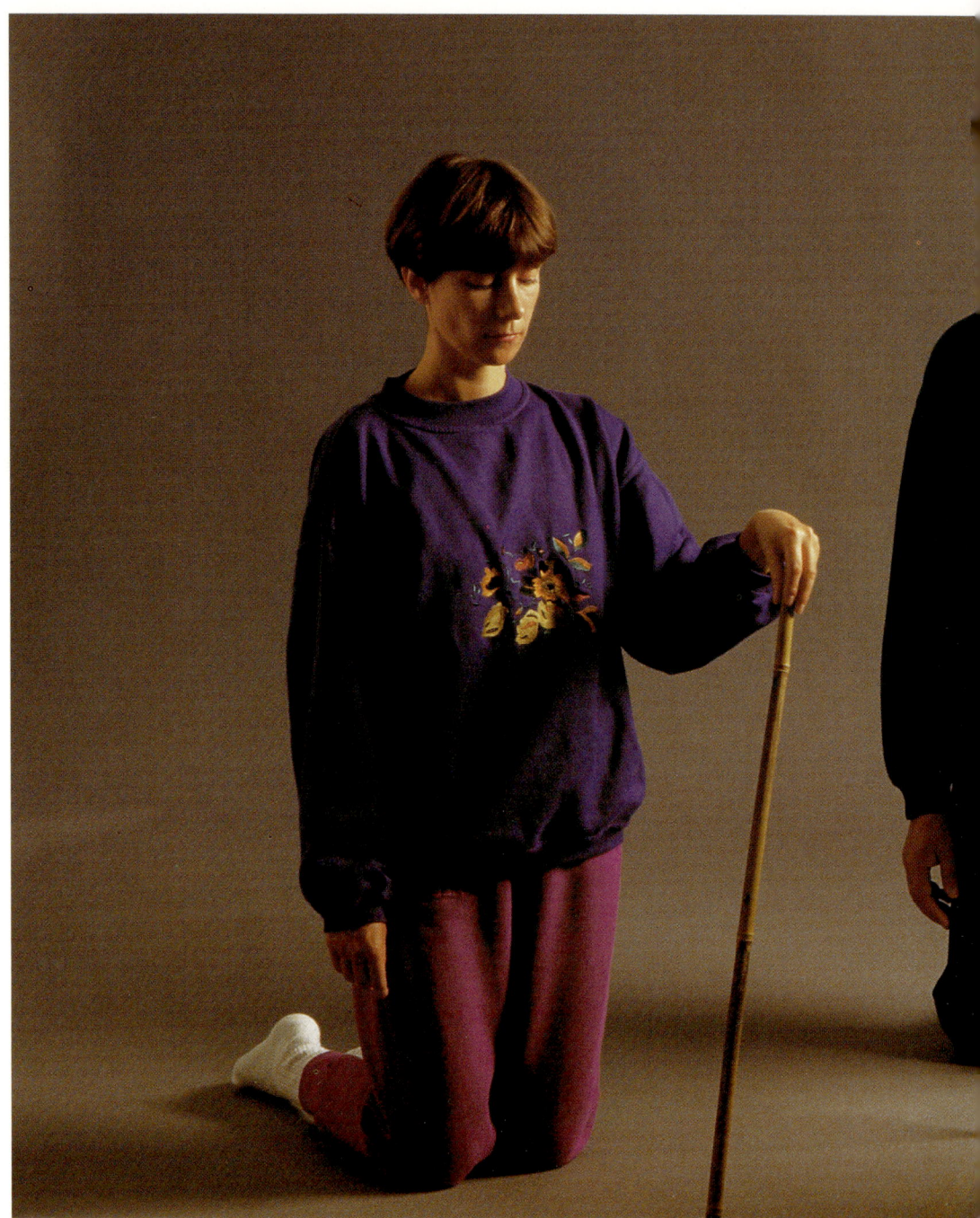

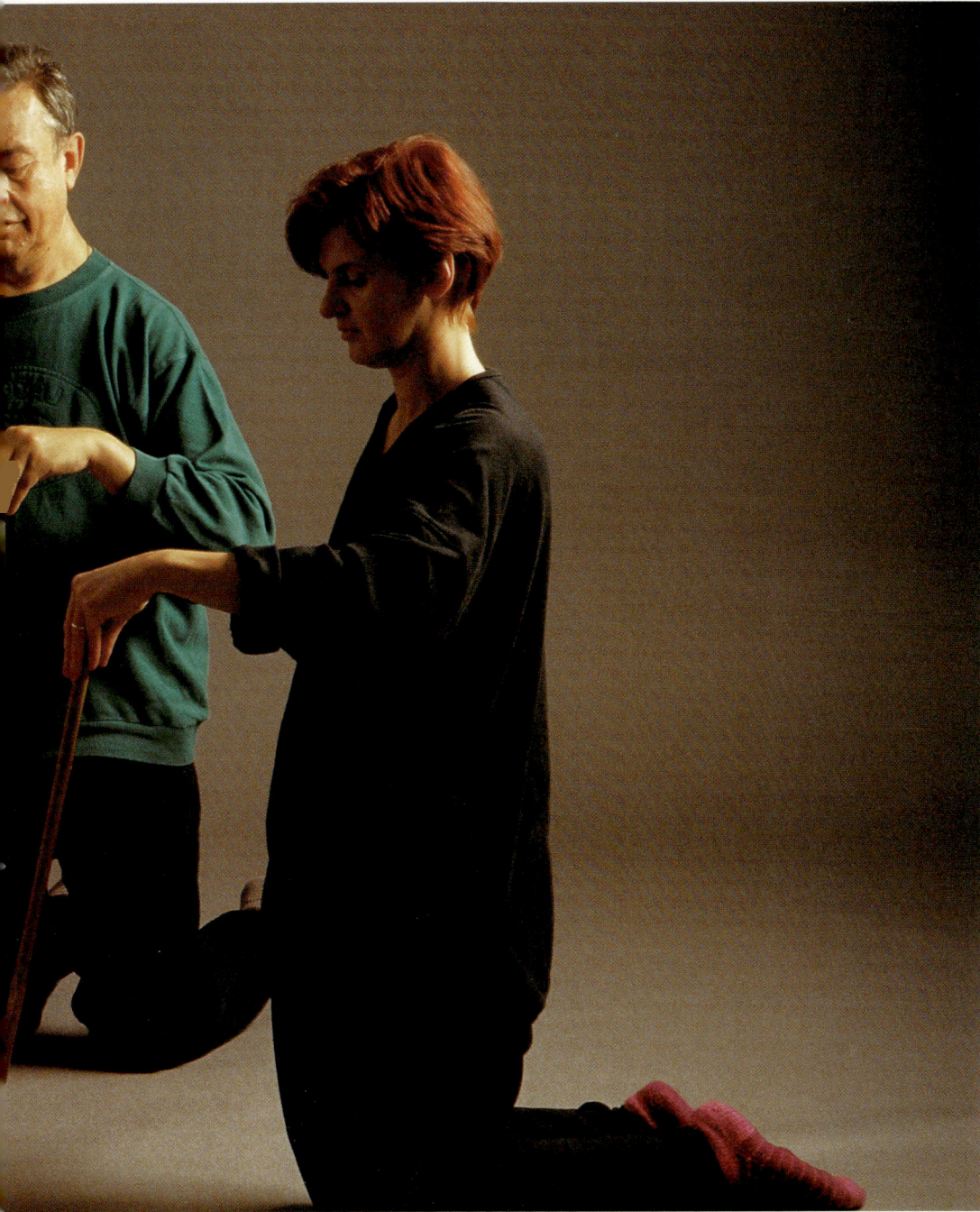

Bücher, die weiterhelfen

Al Huang, Ch., *Tai Ji*, München 1988
Alexander, G., *Eutonie, ein Weg der körperlichen Selbsterfahrung*, München 1977
Cardas, E., *Atmen – Lebenskraft befreien*, München 1989
Coblenzer, H., Muhar, F., *Atem und Stimme, Anleitung zum guten Sprechen*, Wien 1976
Ehrenfried, L., *Atmen, Bewegen, Erkennen*, Berlin 1986
Feldenkrais, M., *Bewußtheit durch Bewegung*, Frankfurt 1968
Glaser, V., *Eutonie, das Verhaltensmuster des menschlichen Wohlbefindens*, Heidelberg 1981
Huth, Dr. med. A., Huth, Dr. med. W., *Meditation*, München 1988
Kalev, A., *Aufbauende und heilende Bewegung, Gedanken und Anleitung*, Heidelberg 1989
Kjellrup, M., *Bewußt mit dem Körper leben: Spannungsausgleich durch Eutonie*, München 1980
Metzner, K., *Shiatsu – Heilsame Berührung*, München 1991
Parow, J., *Funktionelle Atmungstherapie*, Stuttgart 1963
Speads, C., *Atmen: Eine illustrierte Anleitung zur natürlichen Atmung*, München 1983
Triebel-Thome, A., *Feldenkrais*, München 1989
Vollmar, K., *Chakren*, München 1989
Windels, J., *Eutonie mit Kindern*, München 1984

Eine Adresse, die weiterhilft

Wenn Sie Fragen haben oder sich für Seminare, Kurse, Vorträge zum Thema »Eutonie« interessieren, wenden Sie sich bitte an folgende Adresse:

Pater Ulrich Brand
Meditationskurs St.Franziskus
Klostergasse 8
92345 Dietfurt/Altmühltal

Bitte nicht vergessen: Rückporto beilegen!